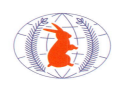

あなたの健康のために
——島根大学医学部附属病院の最新治療

島根大学医学部附属病院 編著

バリューメディカル

「あなたの健康のために
——島根大学医学部附属病院の最新治療」
発刊のごあいさつ

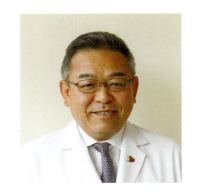

島根大学医学部附属病院長
井川 幹夫
(いがわ みきお)

　2014年に県内の皆様を対象として、当院で実施している最新治療を解説した『島根大学医学部附属病院の最新治療がわかる本』を発刊しました。当院が毎年発行している医療機関向けの「診療案内」を一般向けとしたもので、おかげさまで好評を博しました。今回、3年経過し、患者さんの病院に対する要望も変化し、病院機能の向上も見られることから、2冊目の『あなたの健康のために——島根大学医学部附属病院の最新治療』を発刊する運びとなりました。

　当院は1979年に開院し「地域医療と先進医療が調和する大学病院」を理念として掲げ、県内唯一の医育機関として多くの医師を養成し、地域の医療を支えてきましたが、一方では、特定機能病院として高度で先進的な治療の開発と提供を行ってきました。2011年度に新病棟建設、2012年度に既設病棟・外来棟の改修を終え、2017年度の高度外傷センター棟の増設により病院再開発は完了します。

　病院再開発により改善したハード（医療設備や医療機器など）をフル活用し、地方に存在する大学病院であっても、都会の大学病院、大規模病院をしのぎ、さらに世界水準の診療を行っていると自負しています。その一部を次の通り紹介します。

- 大動脈弁狭窄症に対する経カテーテル大動脈弁留置術(TAVI)実施体制の整備
- 虚血性心疾患等に迅速に対応する総合ハートセンターの設置
- 高度外傷センター（2016年度当初に設置）を核として、増員・強化した救命救急センター機能により、県全域を対象とし、内因性疾患対応も充実した幅広い救急医療の実施
- ハイブリッド手術室、増設の手術室2室が稼働可能（2016年7月新設）となり、重症外傷患者さんに対する診療レベルが一段と向上
- がんに対しては、都道府県がん診療連携拠点病院として、手術、化学療法および放射線治療の精度を上げ、緩和ケアに丁寧に取り組み、さらに希少がん、小児がん対策、がん患者さんの就労支援を含む包括的ながん医療を推進
- 新たに先端がん治療センターを設置し、診療科横断的にがんに対するPrecision Medicineを開始して、県内のがん医療水準の劇的な向上を目指す
- 拡充した周産期医療部門を稼働させ、周産期母子医療センターとしての役割を果たす
- 難病総合治療センターによる難病に対する包括的な診療
- アレルギーセンターによる、さまざまなアレルギー疾患に対する組織横断的な治療

　本書では、当院のトピックス、診療科等の取り組みなどを各領域の専門家がわかりやすく解説しています。この本を皆様のさまざまな症状、あるいは悩みの解消にお役立ていただき、また当院を受診される際に参考にしてくだされば幸いに存じます。

　これからも、当院は患者さん・ご家族のご意見をお聞きしながら、患者さん中心の医療を提供し、地域で愛される病院ナンバーワンを目指して病院職員が一丸となって努力してまいりますので、なにとぞよろしくお願い申し上げます。

2017年6月

島根大学医学部附属病院　理念・目標等

理念　「地域医療と先進医療が調和する大学病院」

本院では、ここに表記の理念・目標を掲げ、あらゆる努力をしてまいります。

目標
- 患者さんの視点に立った医療の提供
- 安全・安心で満足度の高い医療の実践
- 人間性豊かな思いやりのある医療人の育成
- 地域医療人とのネットワークを重視した医療の展開
- 地域社会に還元できる臨床研究の推進

本院は、患者さんの権利を尊重します。

患者さんの権利
- 誰でも良質な医療を公平に受けることができます。
- 診療の内容などについて、十分な説明を受けて理解した後、治療法などを自らの意思で選択することができます。
- セカンドオピニオン（他の医療機関等の意見）をご希望の方には、いつでもご紹介いたします。
- 診療録等に記録された自分の診療内容について、情報の提供を受けることができます。

本院では、職業倫理を定め実践しています。

職業倫理
- 医療に携わることの尊厳と責任を自覚し、常に品位を保ち良識ある医療人として人格・教養を高め、資質の向上に努めます。
- 医療知識の修得と技術の向上に努め、安全で質の高い医療の提供を目指すとともに医学の進歩と発展に尽くします。
- 医療を受けるすべての人の人権を尊重し、良心をもって平等に接し、十分な説明と同意に基づく患者さん本位の医療を実践します。
- 心の通う医療サービスの提供に努め、地域医療機関との積極的な連携によって地域社会への還元を目指し、住民の信頼に応えます。
- 医療の透明性を確保し、必要な記録を適正に管理するとともに守秘義務を遵守し、職務上知りえた個人情報の取り扱いには厳格に対応します。
- 医療の公共性を重んじ、医療を通じて社会の発展に貢献します。

本院では、臨床における倫理に関する方針を定めています。

臨床における倫理に関する方針
- 患者さんの権利を最大限尊重するとともに、患者さんの最善の利益を追求する医療を提供します。
- 患者さん個人の信仰、信条や価値観に十分配慮した上で、生命倫理に関する法令やガイドラインを遵守し、医療を行います。
- 医学及び医療の進歩に必要な研究の実施や生命の尊厳など倫理的な問題を含むと考えられる医療行為については、当該委員会において倫理的・科学的観点からその妥当性について十分審議し、最良の治療方針を決定します。

その他

患者さんへ
- 当大学病院では、立派な医療人育成のため、患者さんに医学教育へのご協力をお願いしております。医学生、看護学生、その他の研修生及び研修医には指導教員が責任を持って教育に当たり、万全の備えをしておりますのでご安心ください。

島根大学医学部附属病院の概要

(2017年6月1日現在。患者数等については2016年度実績)

名　称	国立大学法人島根大学医学部附属病院
所在地	島根県出雲市塩冶町89-1
ＴＥＬ	0853-23-2111 (代)
開設年月日	1979 (昭和54) 年4月1日
病床数	600床 (一般　570床　精神　30床)
敷地面積	7万6,723㎡
建物面積	6万5,697㎡

標榜診療科

- 内分泌代謝内科
- 腫瘍・血液内科
- 消化器内科
- 肝臓内科
- 神経内科
- 膠原病内科
- 呼吸器・化学療法内科
- 腎臓内科
- 循環器内科
- 皮膚科
- 形成外科
- 小児科
- 消化器外科
- 肝・胆・膵外科
- 小児外科
- 乳腺・内分泌外科
- 心臓血管外科
- 呼吸器外科
- 整形外科
- 脳神経外科
- 泌尿器科
- 精神科神経科
- 産科
- 婦人科
- 耳鼻咽喉科
- 眼科
- 放射線科
- 放射線治療科
- 麻酔科
- 救急科
- 歯科口腔外科
- 臨床検査科
- 病理診断科
- リハビリテーション科

拠点病院指定状況

1993 (平成 5) 年	3月	救急病院の指定
1995 (平成 7) 年	2月	特定機能病院の名称承認
1995 (平成 7) 年	7月	エイズ拠点病院
1998 (平成10) 年	6月	難病医療拠点病院 (島根県難病医療ネットワーク)
2004 (平成16) 年	2月	地域医療拠点病院指定
2005 (平成17) 年	1月	地域がん診療拠点病院指定
2008 (平成20) 年	2月	都道府県がん診療連携拠点病院指定
2008 (平成20) 年	3月	ISO14001拡大認証登録を取得
2008 (平成20) 年	3月	病院機能評価　Ver.5.0 の認定
2008 (平成20) 年	10月	エイズ治療の中核拠点病院に指定
2008 (平成20) 年	10月	肝疾患診療連携拠点病院指定
2009 (平成21) 年	3月	日本臓器移植ネットワーク正会員 (腎臓移植施設) に承認
2011 (平成23) 年	11月	災害拠点病院に指定
2013 (平成25) 年	2月	二次被ばく医療機関指定
2014 (平成26) 年	3月	被爆者指定医療機関認定
2015 (平成27) 年	9月	地域周産期母子医療センター指定
2016 (平成28) 年	6月	原子力災害拠点病院指定

外来患者延数	264,961 人	CT 検査	25,401 件
入院患者延数	199,587 人	内視鏡検査	7,514 件
手術件数	8,285 件 (手術室で行った手術件数)	超音波検査	26,139 件
外来化学療法件数	1,975 件 (外来化学療法加算1算定件数)	職員総数	1,514 人
放射線治療件数	9,031 件		
MRI 検査	5,138 件		

外来診療案内

※診察受付時間 初診、再診とも午前8時30分～11時(予約患者さんは除く)
※休診日 土曜日、日曜日、祝日、年末年始(12月29日～1月3日)

階	診療科目	初 診	再 診	特殊外来・専門外来	曜 日
3階	精神科神経科	火-金 初診は紹介状が必要です	月-金	思春期外来	月
				もの忘れ外来	金
				睡眠外来	月(偶数週のみ)
				リエゾン外来	月-金
				ストレス外来	水
				漢方診療外来	木(不定期)
	産科	火	月-金	産後ケア外来	火
				女性ヘルスケア外来	水
				胎児スクリーニング外来	木
				助産師外来	月・金
	婦人科	月・水・金	月・水・木・金	遺伝性婦人科腫瘍外来	月
	耳鼻咽喉科	火・木 初診は紹介状が必要です	月・火・水・木・金	平衡機能検査	月・水・金
				耳科手術外来・嚥下機能外来	火
				滲出性中耳炎外来・顔面神経外来	火
				頭頸部腫瘍外来	火
				小児難聴外来	火
				精密聴覚検査	火
				睡眠時無呼吸外来	木
				好酸球性副鼻腔炎外来	水
				耳鳴外来	隔月第1火
	眼科	月・火・水・金	月・火・水	斜視・弱視外来	水
				加齢黄斑変性外来	木
				ぶどう膜炎外来	木
	麻酔科	火・水・木	火・水・木		
	緩和ケア	月-金	月-金		
	歯科口腔外科	火・木 初診は紹介状が必要です	月・火・水・木・金	口腔腫瘍専門外来	月
				特殊歯科外来	水(第4週)
				矯正専門外来	木(第3週)
				マタニティ歯科外来	木(第3週)
				ことばの教室	木(第2・第4週)
				顎顔面口腔リハビリテーション	金
	腫瘍外来	月-金	月-金	HTLV-1 外来	水(第3週)
				希少がん外来	木(午後)
	リハビリテーション科	月-金	月-金		
2階	内分泌代謝内科	月・水・木・金	月・火(午前)・水・木・金	甲状腺専門外来	水
				CGM外来	金
	腫瘍・血液内科	月-金	月-金	造血細胞移植後フォローアップ外来	木
	消化器内科	月-金	月-金	便通異常外来	月(午後)
				消化器アレルギー疾患外来	火(午前)・水(午前)
				がん検診精密検査専門外来	水(午後)
				女性便通異常外来	水(午後)
	肝臓内科	月-金	月-金	生活習慣病肝臓外来	木
	神経内科	月・火(午前)・水・木・金(午前)	月・火・水・木・金(午前)	もの忘れ外来	月・木
	膠原病内科	月(午前)・火・木・金	月(午前)・火・木・金		
	呼吸器・化学療法内科	月-金	月-金	禁煙外来	月・火・金
				間質性肺炎外来	火・金
				アレルギー外来	火
				化学療法外来	水・金
	腎臓内科	火・金	月(午後)・火・金	CAPD外来	第2・第4金(午後)
	循環器内科	月-金	月-金	ペースメーカー外来	木
				不整脈・アブレーション治療外来	木(午後)
	皮膚科	月・火・水・金	月・火・水・金	アレルギー外来	火(午前)
				皮膚外科外来	金(午前)
				レーザー外来	月(午後)
				アトピー外来	火(午後)
				脱毛レーザー外来	水(午後)・木(午後)
				静脈瘤外来	水(午後)
	形成外科	月・火	月・火		
	小児科	月-金	月-金	内分泌外来	月・木(午後)・金(午後)
				アレルギー外来	月(午後)・木
				予防接種外来	水(午後)
				血液・免疫外来	水(午後)
				神経外来	火・第3水・第2・4金
				フォローアップ外来	水(午後)
				乳児検診	水(午後)
				心臓外来	月(午後)・火(午前)・水(午前)・金
	小児外科	月・木	月・木	小児外科前外来	月・木
	泌尿器科	月・水・金 初診は紹介状が必要です	月-金	不妊外来	火
				腎移植外来	木
	病理診断科	月	月		
	総合診療科	月・水・木・金	月・水・木・金	オスラー病外来	第4金(14時～)
1階	心臓血管外科	水	月-金		
	呼吸器外科	月・水・金	金(午後)	漢方外来	火
	消化器外科	木	火・木		
	肝・胆・膵外科	火・金	火・金	膵疾患特殊外来	火(14時～)
	乳腺・内分泌外科	月・木・金	月・木・金	乳腺ドック	水
				出雲市乳がん検診	木
	整形外科	月・火・水・金 初診は紹介状が必要です	月・火・水・金		
	脳神経外科	月-金	月-金	機能神経外科外来	水
	放射線科	月・水・金	月・水・金		
	放射線治療科	火・木・金	月-金		

※赤字は予約制であることを示しています

電話番号一覧

市外局番は (0853) です

診療科名等	電話番号
内分泌代謝内科	20-2381 (内科外来)
腫瘍・血液内科	
消化器内科	
肝臓内科	
神経内科	
膠原病内科	
呼吸器・化学療法内科	
腎臓内科	
循環器内科	
皮膚科	20-2382
形成外科	
小児科	20-2383
小児外科	
消化器外科	20-2384 (外科外来)
肝・胆・膵外科	
乳腺・内分泌外科	
心臓血管外科	
呼吸器外科	
整形外科	20-2385
脳神経外科	20-2386
泌尿器科	20-2387
精神科神経科	20-2388
産科	20-2389
婦人科	
耳鼻咽喉科	20-2390
眼科	20-2391
放射線科	20-2392
放射線治療科	20-2002
麻酔科	20-2393
歯科口腔外科	20-2394
臨床検査科	20-2559
病理診断科	20-2426
リハビリテーション科	20-2457
総合診療科	20-2381(内科外来)
検査部	20-2415
手術部	24-2430
放射線部	20-2440
材料部	20-2447
輸血部	20-2421
救命救急センター	20-2152
集中治療部	20-2453
ハイケアユニット管理部	20-2648
病理部	20-2426
血液浄化治療部	20-2460
リハビリテーション部	20-2457
光学医療診療部	20-2414
臨床遺伝診療部	20-2383
緩和ケアセンター	20-2441

診療科名等	電話番号
子どものこころ診療部	20-2383
認知症疾患医療センター	20-2630
栄養サポートセンター	20-2074
高度外傷センター	20-2152
NICU	20-2129
GCU	20-2607
医療情報部	20-2075
地域医療連携センター	20-2061
MEセンター	20-2489
入退院管理センター	20-2674
データセンター	20-2569
Aiセンター	20-2156
栄養治療室	20-2074
ワークライフバランス支援室	20-2534
医療相談室	20-2068
がん患者・家族サポートセンター	20-2518
臨床研究センター	20-2515(臨床研究部門) 20-2492(治験管理部門)
肝疾患相談・支援センター	20-2721
卒後臨床研修センター	20-2006
病院医学教育センター	20-2076
内視鏡手術トレーニングセンター	20-2232
クリニカルスキルアップセンター	20-2551
腫瘍外来	20-2398
緩和ケア外来	20-2655
外来化学療法室	20-2124
医療安全管理部	20-2066
感染制御部	20-2483
薬剤部	20-2463
看護部	20-2478
A病棟3階	20-2481
A病棟4階	20-2484
A病棟5階	20-2487
A病棟6階	20-2490
A病棟7階	20-2493
A病棟8階	20-2496
B病棟3階	20-2482
B病棟4階	20-2485
B病棟5階	20-2488
B病棟6階	20-2491
B病棟7階	20-2494
B病棟8階	20-2497
C病棟2階(救命救急センター病棟)	20-2612
C病棟5階	20-2615
C病棟6階	20-2616
C病棟7階	20-2617
C病棟8階	20-2618
C病棟9階	20-2619

外来診療の流れ

受付時間 8:30－11:00（ただし、予約患者さんを除く）

当院の診察券は、全診療科共通で永久使用できます。
診察券のない場合は、②③番窓口へお越しください。

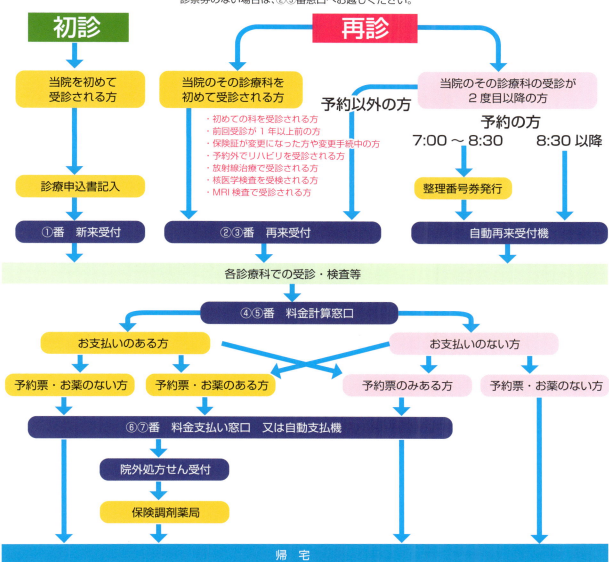

【 病院からのお願い 】

- 紹介状をお持ちの方は、受付窓口にご提示ください。
  平成28年4月の健康保険法の改正により、「医療機関の機能分化」の推進を図るため、他の医療機関の紹介状なしに500床以上又は特定機能病院を受診する場合には、原則として、初診時に定額負担を患者さんにご負担いただくことになります。
  初診時選定療養費：紹介状を持たずに当院を初診で受診される場合に、通常の医療費の他に、5,400円をご負担いただきます。
  再診時選定療養費：当院が他の医療機関に対して文書により紹介を行ったにもかかわらず、引き続き当院を受診される場合は、通常の医療費の他に、2,700円をご負担いただきます。
- 診察券は全診療科共通で永久使用です。
  無くされた場合は、その都度購入していただきます。
- 保険証の確認について
  保険証は月に一度確認させていただきます。なお、変更された時や変更手続中の場合には受付前に必ずお知らせください。
- 診察券をお持ちの方は、診療申込書の記載は必要ありません。
- 診療を終えられた方は、外来受診票の諸伝票が入った青袋を総合受付料金計算窓口にお出しになり、自動支払機又は料金支払い窓口で料金をお支払いください。
- 次回来院の際は自動受付機又は、再来受付窓口で受付を済ませ診療科へお越しください。
  （予約以外の方は再来受付窓口へお越しください）
- 次回予約で来院されるときは予約票を必ずご持参ください。再診予約の方も受付が必要です。

開放型病床の利用案内・検査予約の利用案内

■ 開放型病床の利用案内

平成12年8月、全国の国立大学附属病院で初めて開放型病床を設置しました。

開放型病床は、地域診療所等の医師が開放型病床利用登録医として、当院主治医との診療情報の交換をもとに、共同して入院中の紹介患者さんに診療・指導を実施する制度です。医師同士の連携により円滑な紹介・逆紹介が促進されるとともに退院後も中断することのない一貫した良質な診療提供ができることから、患者さんからの信頼も深まっています。

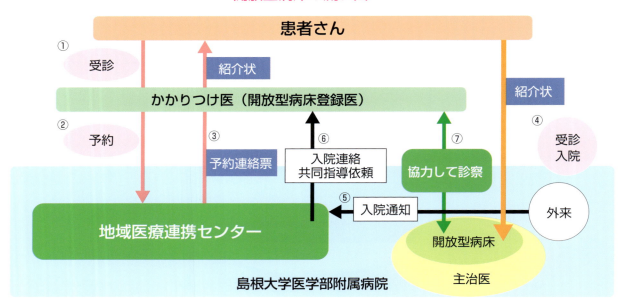

開放型病床の流れ図

■ 検査予約の利用案内

検査予約受付は、当院の検査機能を診療所等の地域医療機関に活用していただくため、平成12年8月から始めた制度です。以来、順次拡充を図り、現在は一般CT、一般MRI、核医学検査を受け付けています。

電話での予約が可能なうえ患者さんの通院も一度で済み、また、検査結果も早く返送できるなど手続等の簡便さから好評を得ています。

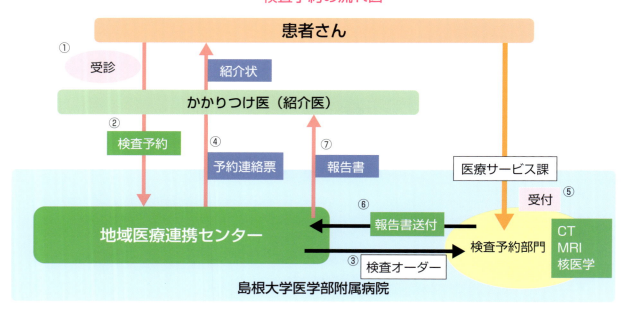

検査予約の流れ図

アクセス

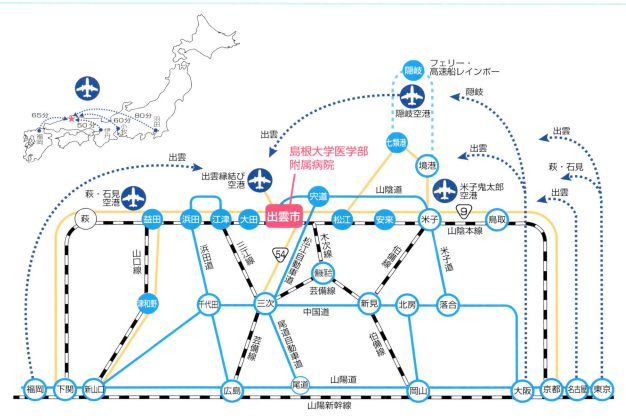

所在地略図

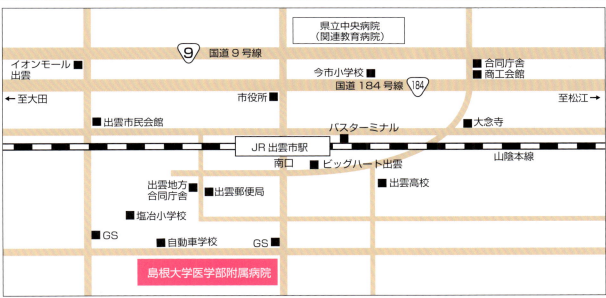

【JR出雲市駅から附属病院へ】
●出雲市駅バスのりば（北口）
＜一畑バス＞
◎日御碕線、大社線—上塩冶車庫行にて島根大学病院下車（1番のりば）
◎小田線、須佐線—上塩冶車庫行にて島根大学病院下車（2番のりば）
＜スサノオ観光＞
◎根波線—島根医大病院下車（2番のりば）
尚、朝夕の便で経由しない便もありますので、詳細は「一畑バス・スサノオ観光」のホームページでご確認下さい。

【徒歩・タクシー利用】
◎出雲市駅南口から徒歩25分（タクシー約5分）

病院案内図

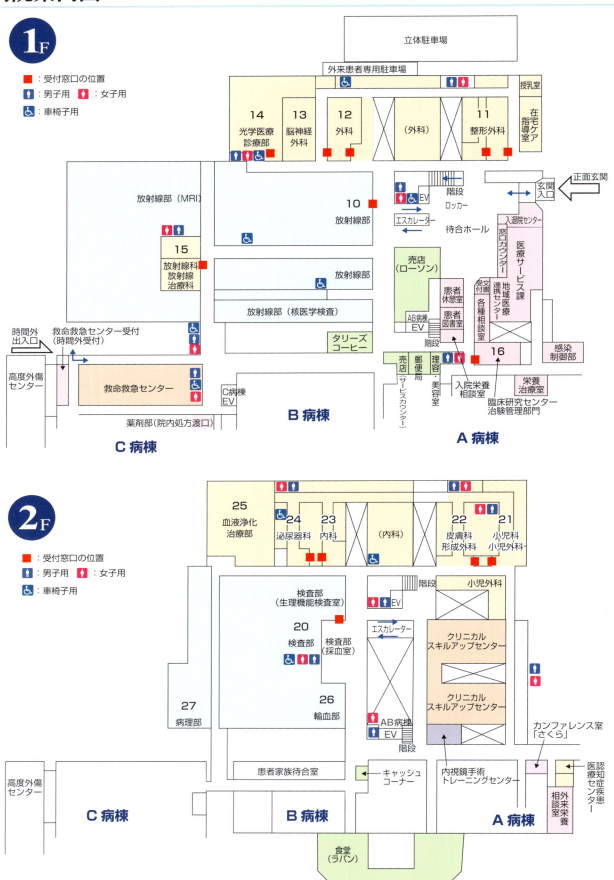

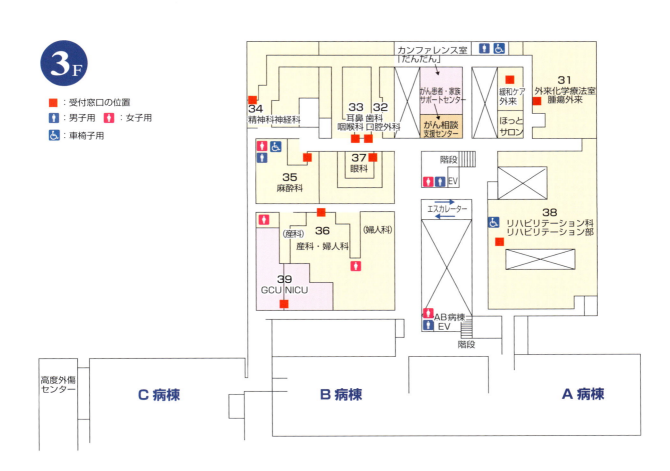

病棟配置

	C病棟	B病棟	A病棟	
9F	女性・個室病棟	耳鼻咽喉科、眼科、消化器内科	精神科神経科	8F
8F	先端がん治療センター病棟			
7F	MCU	消化器フロア		7F
		消化器総合外科	消化器内科、肝臓内科、消化器総合外科	
6F	小児センター病棟	循環器・呼吸器フロア		6F
		呼吸器・化学療法内科、心臓血管外科、総合診療科、呼吸器外科、整形外科	循環器内科、呼吸器・化学療法内科	
5F	緩和ケア病棟	脳神経フロア		5F
		脳神経外科、泌尿器科、小児科	神経内科、泌尿器科	
4F	（設備階）	膠原病内科、皮膚科、放射線科、放射線治療科、麻酔科、RI・シード、歯科口腔外科、婦人科	内分泌代謝内科、腫瘍・血液内科、腎臓内科	4F
3F	手術部	産科、婦人科、整形外科	整形外科	3F
2F	ICU・HCU・MEセンター 救命救急センター病棟	患者家族待合室、医師当直室、スタッフ室等	認知症疾患医療センター 外来栄養相談室、スタッフ室等	2F
1F	救命救急センター 材料部、薬剤部	SPDセンター、リネン、Aiセンター、剖検室等	栄養治療室 患者給食厨房、感染制御部	1F

「あなたの健康のために──島根大学医学部附属病院の最新治療」　もくじ

発刊のごあいさつ
島根大学医学部附属病院長　井川 幹夫 ……………………………………………………………………………… 2

島根大学医学部附属病院　理念・目標等 ………………………………………………………………………………… 3

島根大学医学部附属病院の概要 …………………………………………………………………………………………… 4

外来診療案内 …… 5

電話番号一覧 …… 6

外来診療の流れ ……… 7

開放型病床の利用案内・検査予約の利用案内 ………………………………………………………………………… 8

アクセス …… 9

病院案内図 …… 10

巻頭特集　島根大学医学部附属病院の先端医療 …………………………………………………………… 17

血液疾患のPrecision medicine（精密医療）
腫瘍・血液内科　髙橋 史匡　医科医員／臨床研究センター　鈴木 律朗　准教授／小児科　竹谷 健　教授／腫瘍・血液内科　鈴宮 淳司　教授 …… 18

胃がん内視鏡外科手術における、手術支援ロボット「ダ・ヴィンチ」の導入
消化器外科　平原 典幸　准教授 ………………………………………………………………………………………… 20

お腹を切らない子宮の手術
産科・婦人科　京 哲　教授 ……………………………………………………………………………………………… 22

骨転移に対する新しい治療＝塩化ラジウム-233（ゾーフィゴ）
放射線治療科　猪俣 泰典　教授 ………………………………………………………………………………………… 24

3次元マッピングを用いた心房細動のカテーテル治療
循環器内科　渡邊 伸英　助教／田邊 一明　教授 …………………………………………………………………… 26

リンパ浮腫に対するスーパーマイクロ手術
形成外科　林田 健志　講師 ……………………………………………………………………………………………… 28

喘息の最新治療
呼吸器・化学療法内科　濱口 俊一　助教／礒部 威　教授 ………………………………………………………… 30

脳からくるふるえや痛みの外科治療
脳神経外科 **永井 秀政** 准教授／**萩原 伸哉** 助教 …………………………………………… 32

精密骨加工機による骨折治療機器の開発
整形外科 **今出 真司** 助教／**内尾 祐司** 教授 …………………………………………… 34

ボツリヌス毒素療法による痙縮治療
リハビリテーション科 **酒井 康生** 助教／**蓼沼 拓** 助教／**馬庭 壯吉** 准教授 …………… 36

「多焦点眼内レンズ」で老眼鏡なしの生活に
眼科 **髙井 保幸** 助教 ………………………………………………………………………… 38

Q & A でわかる最新治療 …………………………………………………………………… 41

Q インスリンポンプ治療とは、どのようなものですか？
内分泌代謝内科 **守田 美和** 助教 ……………………………………………………………… 42

Q がんの分子標的療法は、どこまで進んでいますか？
腫瘍・血液内科 **伊藤 俊輔** 医科医員／臨床研究センター **鈴木 律朗** 准教授／腫瘍・血液内科 **鈴宮 淳司** 教授 …… 44

Q ナビゲーションを用いた肝がん治療は、どのようなものですか？
肝臓内科 **三宅 達也** 講師（現・島根県立中央病院 肝臓内科部長） ……………………… 46

Q 脳梗塞は早期治療で完全に治りますか？
神経内科 **水原 亮** 医科医員（現・独立行政法人国立病院機構舞鶴医療センター）／**山口 修平** 教授 …… 48

Q パーキンソン病の最新の治療とは？
神経内科 **小黒 浩明** 講師／**山口 修平** 教授 …………………………………………… 50

Q 話題の肺がん免疫チェックポイント阻害剤とは？
呼吸器・化学療法内科 **津端 由佳里** 講師／**沖本 民生** 助教／**礒部 威** 教授 ………… 52

Q 保存期CKD 検査教育入院とは、どのようなものですか？
腎臓内科 **江川 雅博** 助教／**伊藤 孝史** 診療教授 ……………………………………… 54

Q 不整脈で脳梗塞になるって、本当ですか？
循環器内科 **朴 美仙** 医科医員 ……………………………………………………………… 56

Q 下肢静脈瘤に対する血管内レーザー治療って、どんな治療？
皮膚科 新原 寛之 講師 …………………………………………………………………………………………… 58

Q 食物アレルギーは、血液検査で診断できますか？
皮膚科 千貫 祐子 講師 …………………………………………………………………………………………… 59

Q あざやしみは、レーザー治療で治りますか？
皮膚科 千貫 祐子 講師 …………………………………………………………………………………………… 60

Q 新生児マススクリーニングとは、何ですか？
小児科 山口 清次 特任教授／子どものこころ診療部 長谷川 有紀 講師／小児科 小林 弘典 助教／山田 健治 助教 …………… 61

Q 小児がんの治療は、どこまで進みましたか？
小児科 竹谷 健 教授 …………………………………………………………………………………………… 62

Q 直腸がんにおける究極の肛門温存手術とは？
消化器外科 山本 徹 助教／百留 亮治 助教／平山 昂仙 助教（現・独立行政法人国立病院機構長崎医療センター）／谷浦 隆仁 医科医員 …… 64

Q 膵臓疾患特殊外来では、どんなことを行うのですか？
肝・胆・膵外科 川畑 康成 講師／田島 義証 教授 …………………………………………………………… 66

Q 子どもの手術──傷痕が残らないようにできますか？
小児外科 久守 孝司 講師 ………………………………………………………………………………………… 68

Q 正確なセンチネルリンパ節生検と腋窩リンパ節郭清の省略の方法は？
乳腺・内分泌外科 板倉 正幸 診療教授／百留 美樹 助教 …………………………………………………… 70

Q 成人先天性心疾患って、知っていますか？
心臓血管外科 藤本 欣史 講師／城 麻衣子 助教／織田 禎二 教授 …………………………………………… 72

コラム 入院児童等家族宿泊施設 「だんだんハウス」オープンしました！ ……………………… 73

Q 腰部脊柱管狭窄症に対する脊椎内視鏡手術とは？
整形外科 河野 通快 助教／松崎 雅彦 講師 …………………………………………………………………… 74

Q 手術ナビゲーションを使った脳神経外科手術とは？
脳神経外科 宮嵜 健史 講師 ……………………………………………………………………………………… 76

Q 泌尿器科領域でロボット手術の対象となる病気は、何ですか？
泌尿器科　椎名 浩昭 教授／**安本 博晃** 准教授／**有地 直子** 助教 …………………………………………………………… 78

Q 子どもの心身の病に効果のある漢方薬はありますか？
島根大学教育学部 心理・発達臨床講座 特別支援教育専攻　**稲垣 卓司** 教授／
島根大学人間科学部人間科学科福祉社会コース 医学部精神医学講座 兼任　**和氣 玲** 准教授 ………………………… 80

Q 子宮頸がんになっても、子宮を残すことは可能でしょうか？
産科・婦人科　**京 哲** 教授 …………………………………………………………………………………………………… 82

Q 好酸球性副鼻腔炎と好酸球性中耳炎の薬物療法は？
耳鼻咽喉科　**川内 秀之** 教授／**青井 典明** 准教授 …………………………………………………………………… 84

Q 網膜・硝子体疾患に対する小切開硝子体手術とは？
眼科　**髙井 保幸** 助教 …… 86

Q 慢性閉塞性下肢動脈疾患に対するカテーテル治療（EndoVascular Treatment, EVT）とは？
放射線科　**北垣 一** 教授／**中村 恩** 学内講師 ………………………………………………………………………… 88

Q 最近よく聞く「口腔ケア」。がん治療との関係は？
歯科口腔外科　**辰巳 香澄** 歯科医員／**服部 政義** 歯科医員／**安立 啓子** 歯科衛生士／**新田 美紀子** 歯科衛生士／
絲原 千映子 歯科衛生士／**吾郷 久美** 歯科衛生士 ……………………………………………………………………… 90

Q 複数の病原微生物の遺伝子を同時に調べる「マルチプレックスPCR法」とは、どんな検査ですか？
検査部　**長井 篤** 部長／小児科　**竹谷 健** 教授／検査部　**三島 清司** 技師長 ……………………………………… 92

Q 救命救急センターとは、どんなところですか？
救命救急センター　**仁科 雅良** センター長 ……………………………………………………………………………… 94

Q 重症患者さんの予後の改善を目指した最新の集中治療管理とは？
集中治療部　**齊藤 洋司** 部長／**二階 哲朗** 副部長／**串崎 浩行** 助教／**三原 亨** 助教／
榊原 学 助教（現・松江赤十字病院）／**和田 穣** 助教 ………………………………………………………………… 96

Q 「心臓疾患」を予防するための運動とは？
リハビリテーション部　**今岡 圭** 理学療法士／**江草 典政** 理学療法士／**馬庭 壯吉** 部長 ………………………… 98

Q 緩和ケアとは、何ですか？
緩和ケアセンター　**中谷 俊彦** センター長 ……………………………………………………………………………… 100

Q 麻薬を使うと聞きましたが、中毒になりませんか？
緩和ケアセンター **中谷 俊彦** センター長 ……………………………………………………………………… 102

Q 分子標的薬による炎症性腸疾患（IBD）の治療とは？
IBDセンター **石原 俊治** センター長 …………………………………………………………………………… 104

Q 重症外傷を救命するための「ダメージコントロール手術」とは、何ですか？
高度外傷センター **渡部 広明** センター長 ……………………………………………………………………… 106

Q 周産期母子医療センターでは、どのようなことをしているのですか？
周産期母子医療センター（産婦人科）**金崎 春彦** センター長／周産期母子医療センター（小児科）**柴田 直昭** 副センター長 ………… 108

Q 食事に困ったときに、相談できるところはありますか？
栄養治療室 **平井 順子** 管理栄養士 ……………………………………………………………………………… 110

Q 食事について学べる機会には、どんなものがありますか？
栄養治療室 **平井 順子** 管理栄養士 ……………………………………………………………………………… 112

Q 「治験」のことを、もっと教えてもらえますか？
臨床研究センター **宇越 郁子** 治験コーディネーター／**直良 浩司** 治験管理部門長／**田島 義証** センター長 ………………… 114

Q 薬を安全に使用するための工夫とは？
薬剤部 **玉木 宏樹** 副部長／**直良 浩司** 部長 …………………………………………………………………… 116

Q 看護の専門性を発揮する──看護部の役割と今後の方向性とは？
看護部 **神田 眞理子** 看護部長 …………………………………………………………………………………… 118

＊所属名・役職は2017年7月現在のものです。

巻頭特集　島根大学医学部附属病院の先端医療

巻頭特集　島根大学医学部附属病院の先端医療

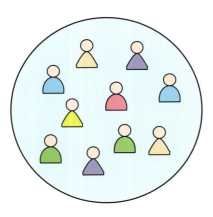

一般医療
(General medicine)

全体に同じ医療

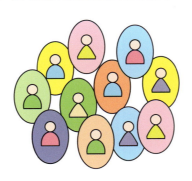

個別化医療
(Personalized medicine)

個人ごとに違う医療

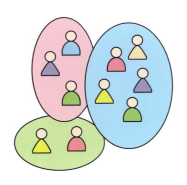

精密医療
(Precision medicine)

グループごとに
最適な医療

図　Precision medicine の概念図

血液疾患のPrecision medicine（精密医療）

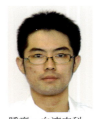

腫瘍・血液内科
たかはし　ふみまさ
髙橋　史匡 医科医員

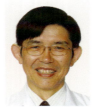

臨床研究センター
すずき　りつろう
鈴木　律朗 准教授

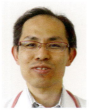

小児科
たけたに　たけし
竹谷　健 教授

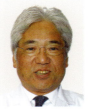

腫瘍・血液内科
すずみや　じゅんじ
鈴宮　淳司 教授

Precision medicineとは？

「Precision medicine（図）とは、遺伝子情報などから、特定の疾患への罹りやすさ、薬剤に対する感受性などの特徴ごとに患者さんを分類し、その集団を基にして最適な医療を提供するという考え方です」

小児科教授の竹谷健さんはそう説明する。従来の医療では、「平均的な患者」のための医療を行うが、併存疾患や遺伝的情報は患者ごとに違うため、平均的な治療が患者によっては効果に乏しく、副作用が強く出る可能性もありうる。

「一時期、個別化医療がいわれましたが、個人に特定の医療を定めても、本当にそれが適切かどうかを検証するのは容易ではありません。このような状況の中、遺伝子情報などから患者集団を区分して治

検査項目			
□ ABL 変異	□ GATA1 変異	□ MLL-TD 変異	□ NUP98-HOXA9 融合遺伝子
□ AML1 変異	□ GATA3 変異	□ MYD88	□ NUP98-HOXA11 融合遺伝子
□ ASXL 変異	□ HRAS 変異	□ NPM1 変異	□ NUP98-HOXA13 融合遺伝子
□ BRAF 変異	□ IDH1 変異	□ NRAS 変異	□ NUP98-HOXC11 融合遺伝子
□ CBL 変異	□ IDH2 変異	□ p53 変異	□ NUP98-HOXD11 融合遺伝子
□ CALR 変異	□ JAK2 変異	□ PTPN11 変異	□ NUP98-HOXD13 融合遺伝子
□ CEBPA 変異	□ KIT 変異	□ TET2 変異	□ NUP98-NSD1 融合遺伝子
□ FLT3-ITD	□ KRAS 変異	□ WT1 変異	□ TEL-TRAKC 融合遺伝子
□ FLT3-TK	□ MPL 変異		□ TEL－ABL 融合遺伝子
			□ CyckinD1 mRNA 定量

表　同院で実施できる遺伝子解析項目
先天性疾患や悪性腫瘍の診断や予後に重要な36項目の遺伝子解析を行っている

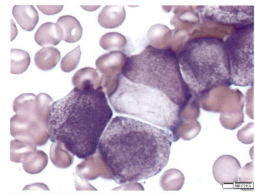

写真　急性前骨髄性白血病の白血病細胞

療法を変えるPrecision medicineという考え方が生まれました」

腫瘍・血液内科教授の鈴宮淳司さんもそう補足した。

血液疾患における Precision medicine

「血液疾患は、Precision medicineが最も進んでいる分野の1つです」

臨床研究センター准教授の鈴木律朗さんはそう話す。急性骨髄性白血病（AML）では、以前、白血病細胞の形態的特徴で分類し、合併症や予後を予想していた。1980年代、それまでの分類に加え、染色体異常が治療の決定に重要な役割を担うようになった。

「AMLの1型である急性前骨髄性白血病（APL）で、t(15;17)(q22;q21)という染色体異常が、細胞の分化を阻害していることが発見されました（写真）。この分化の阻害に対してトランスレチノイン酸という内服薬を用いることで、大きく治療成績が向上し、以前は最も予後の悪い病型だったAPLが最も予後の良い病型となりました」（血液・腫瘍内科、髙橋史匡医科医員）

そのほかにも多くの染色体異常が発見され、染色体予後リスク分類がなされている。

「現在は年齢や染色体異常などに応じて化学療法に加え、同種造血幹細胞移植を行うかを決定しています」（竹谷教授）

2000年代に入ると網羅的遺伝子解析が進み、AMLでもさまざまな遺伝子変異が報告された。遺伝子変異の中でも、特徴ごとや予後により分類され、遺伝子変異による予後の違いが報告されている。

「これらの遺伝子異常に対する分子標的薬も開発中です。一部の分子標的薬は国内でも治験が実施されており、血液疾患のPrecision medicineはさらに発展するでしょう」（鈴宮教授）

腫瘍・血液内科で行う Precision medicine

このように白血病では、染色体異常の種類によりリスクが分けられ、治療方法を選別してきた。

「当院では、さらにそれを進め、多数の遺伝子解析を行っています（表）」（鈴木准教授）

その解析によると、治療成績の良いといわれる染色体異常t(8;21)を持つAMLの中でも、KIT遺伝子の変異があると成績が不良で、造血幹細胞移植をした方が良いという。

「骨髄増殖性腫瘍ではJAK2、MLL2やCALRなどの遺伝子異常がない場合は、腫瘍でない可能性もあり、これは治療選択に貴重な情報です」（髙橋医科医員）

このように病院内で多くの遺伝子解析をするという取り組みは全国的にも進んでいるという。最近、TP53遺伝子異常の存在が、AMLや骨髄異形成症候群にメチル化阻害剤が有効なことに関連すると発表され注目を集めている。同院で実施中の遺伝子解析には、血液疾患以外でも固形腫瘍で重要となるRAS遺伝子やBRAF遺伝子も含まれる。これらの遺伝子解析で、EGFR抗体薬の有効性を精査できる。

「固形腫瘍の分野でも遺伝子解析によるPrecision medicineは、ますます重要になると考えられます。これからも遺伝子解析によるPrecision medicineの実現と探索を継続し推進します」（鈴宮教授）

巻頭特集　島根大学医学部附属病院の先端医療

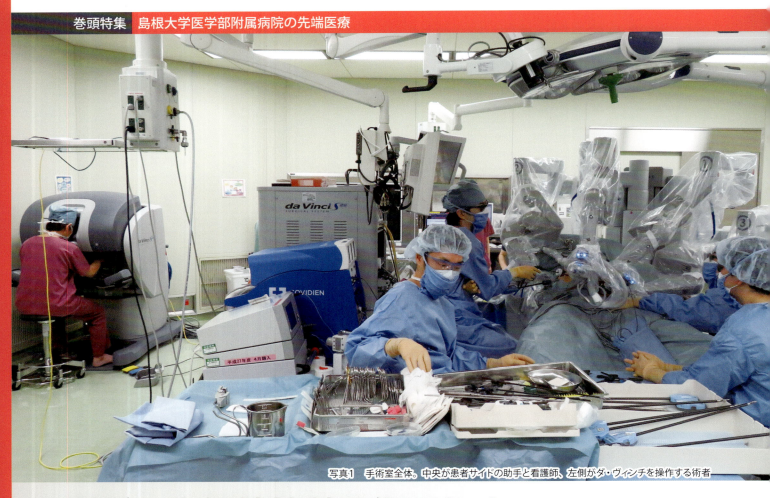

写真1　手術室全体。中央が患者サイドの助手と看護師、左側がダ・ヴィンチを操作する術者

胃がん内視鏡外科手術における、手術支援ロボット「ダ・ヴィンチ」の導入

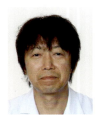

消化器外科
平原 典幸（ひらはら のりゆき）准教授

消化器外科領域における手術術式の変遷

　近年、消化器外科の手術で、小さな創（きず）（5～10mm）からビデオカメラや鉗子（かんし）などの手術機器を挿入して行う内視鏡外科手術が急速に普及している。
　「腹部に大きくメスを入れる従来の開腹手術に比べて内視鏡外科手術は術後の創痛（そうつう）が少なく、早期離床、早期回復、早期経口摂取が可能です。入院期間の短縮、日常生活への早期復帰、創の整容性の向上などもメリットです」
　そう説明するのは同科准教授の平原典幸さんだ。ただし、使用する鉗子の動きに制限があるなど、難易度の高い手術では内視鏡手術を行うには問題点があった。それを補うべく登場したのが、手術支援ロボット「ダ・ヴィンチ」だ。

手術支援ロボット「ダ・ヴィンチ」の利点・特徴

　「手術支援ロボットは、従来の内視鏡外科手術よりもさらに複雑で細やかな手術手技を実現できます。3次元画像による正確な術野情報も得られ、より安全で侵襲（しんしゅう）の少ない手術が可能です」（平原准教授）
　手術支援ロボット「ダ・ヴィンチ」の特徴と患者への利点と胃がん手術へ適応する利点をまとめると次の通りだ。

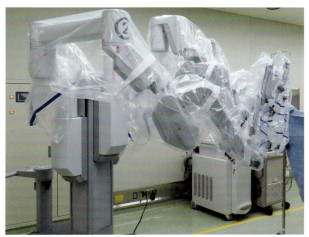

写真2 ダ・ヴィンチの患者サイドのユニット：3Dハイビジョン内視鏡、多関節機能を持った鉗子が装着されており、術者はこれらを繊細に操作することができる

＜手術支援ロボット「ダ・ヴィンチ」の特徴＞
①内視鏡手術を支援する3つのコンポーネントがネットワーク接続されたシステム
②ロボットアームによる、手ぶれのない、精緻で精密かつ安全な手術
③3D映像による、立体感のある、優れた視野

＜患者への利点＞
①術中の出血量および術後の痛みが少ない
②手術に関連した合併症を低減できる
③正確な手術が可能でありがんの治療成績が向上する

＜胃がん手術へ適応する利点＞
①局所合併症が減少し、術後在院日数が有意に短縮したとする報告がある
②主要動脈の背側に位置する標的リンパ節の郭清操作がスムーズに正確に行える
③体内結紮(糸を結ぶ操作)が腹腔鏡手術よりスムーズに行えるため消化管再建に有利

「このように『ダ・ヴィンチ』により、術中出血の軽減や根治性の向上を図るなど、内視鏡外科手術が抱えていた多くの課題を解決できそうです」(平原准教授)

「ダ・ヴィンチ」の先進医療施設を目指す

2014年4月から前立腺がんでロボット手術が保険収載され、2016年4月には腎臓がんも保険収載されるなど、泌尿器科領域で積極的に行われている。

「消化器外科領域では2015年2月から早期胃がん

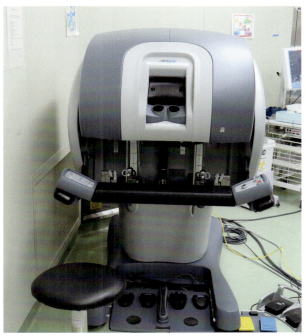

写真3 ダ・ヴィンチの術者サイドのユニット。術者は患者サイドのユニットから体内に挿入されたダ・ヴィンチの鉗子を自由に操作することができる

を対象に胃切除を開始しました。これまでに14例を経験していますが大きな合併症を生じることなく順調に手術症例を積んできています」(平原准教授)

産婦人科領域では子宮がんに先進医療が適用されている。先進医療とは、先進的な医療技術に対して自費診療と保険診療との併用を厚生労働大臣が認めた医療だ。同科でも先進医療を実施できる施設基準を目指して症例を積み重ねている。将来的には保険収載を目指す。

「今後、当院における手術支援ロボットの運用は活発となり手術適応の拡大も期待されています。ロボット手術には多くの革新的な技術が搭載されています。その技術を有効利用することでこれまでとは異なる高い次元の手術が可能となります。ロボットというと『冷たい響き』がありますが、私たちはより人間の手の動きに近く、患者さんにとってやさしい手術として提供したいと思います」(平原准教授)

巻頭特集　島根大学医学部附属病院の先端医療

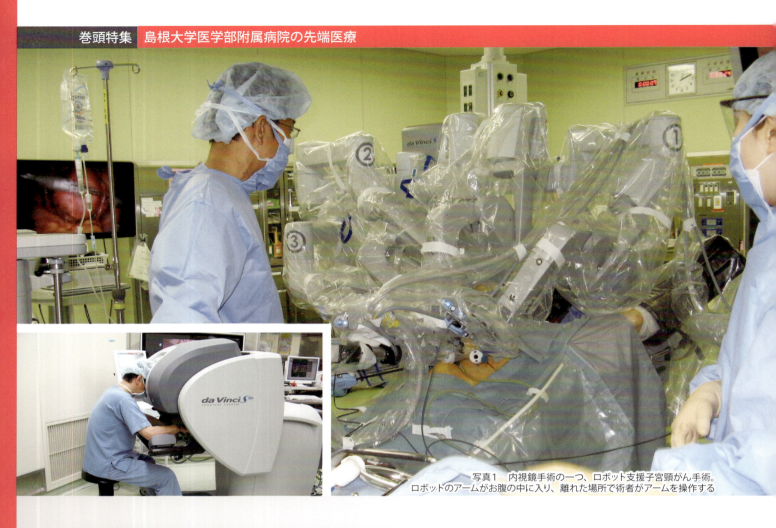

写真1　内視鏡手術の一つ、ロボット支援子宮頸がん手術。ロボットのアームがお腹の中に入り、離れた場所で術者がアームを操作する

お腹を切らない子宮の手術

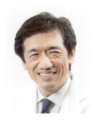

産科・婦人科
京　哲（きょう さとる）教授

子宮摘出は内視鏡で行う時代

　子宮の摘出手術は、子宮筋腫、子宮内膜症、子宮頸がん、子宮体がんなど、さまざまな病気で行われる。
　「これまでは腹部を10～20cm程度切開する開腹手術が行われてきましたが、当科では2014年から子宮摘出を内視鏡手術で行う方針に転換し、現在では大きな子宮筋腫も含めた子宮摘出のほとんどを内視鏡手術で行っています」

　そう話すのは同科教授の京哲さんだ。京教授たちは子宮頸がん、子宮体がんに対しても国内最先端の内視鏡手術を展開している。

患者さんへの負担が少なく、精度が高い

　「内視鏡手術が体にやさしい手術といわれるのは、傷口が非常に小さいからです」（京教授）
　産婦人科の内視鏡手術では、お腹に1cmの傷口を3～4か所開けるのみだ。この小さな傷口から鉗

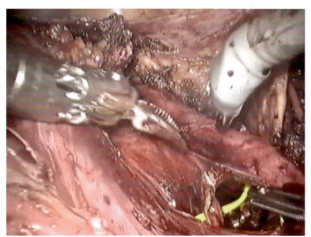
写真2 ロボットアームが人間の手の関節のように自由自在に動く

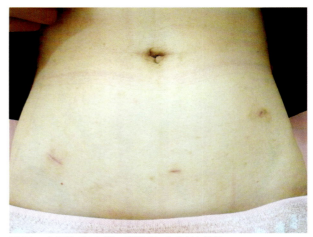
写真3 内視鏡で子宮がん手術を行った患者の創部
1cm程度の傷が3か所できるだけで手術が終わる

子を挿入して操作する。傷口からは高性能カメラも挿入され、高解像度の大型モニターでお腹の中の様子が映し出される。

「非常に細かな操作が可能で、出血量や手術合併症も軽減されます。傷口が小さく、術後の回復も早く、入院日数も大幅に短縮されます」(京教授)

子宮がんに対する腹腔鏡手術は山陰初

お腹に対する内視鏡手術は腹腔鏡手術と呼ばれる。子宮体がんや子宮頸がんに対する腹腔鏡手術は、難易度が高く、一部の先進医療施設でのみ行われている。

「当科では2015年から子宮体がんの腹腔鏡下手術を県内で唯一開始しました」(京教授)

また、子宮頸がんに対する広汎子宮全摘術といわれる手術は、手技も複雑で難易度が高く、内視鏡手術の導入は長らく見送られてきたが、2014年から厚生労働省の認定する先進医療となった。

「当科も2015年から山陰で唯一、認定施設となり、腹腔鏡下広汎子宮全摘術を実施しています」(京教授)

その結果、入院日数は約1週間と開腹手術の約3分の1で、輸血もほぼ行うことはない。開腹手術でみられる足のリンパ浮腫などの合併症もなく、患者の負担が非常に少ない。

ロボット手術は全国で最も早く実施

さらに最近では子宮頸がんに対するロボット支援手術が注目を集めている。

「ロボット手術といっても、機械が勝手に手術をするわけではありません。内視鏡と同様に腹部に鉗子を挿入しますが、その鉗子を術者が患者さんと離れたところから遠隔操作で、人間の手の関節よりも自由自在に動かし、腹腔鏡よりさらに精密な操作が可能となり、ハイレベルな手術を実現できます」(京教授)

ロボットによる広汎子宮全摘術も、2016年、先進医療となり、同科は全国で最も早く認定施設としてロボット支援広汎子宮全摘術を推進している。

内視鏡手術の保険適用と先進医療

子宮筋腫などの良性腫瘍と子宮体がんに対する腹腔鏡手術は保険適用で、誰もが受けることができる。しかし子宮体がんは実施施設が限られ、島根県では同院のみで実施している。

先進医療は、手術費用は患者の自己負担だが、そのほかの入院にかかる費用などは保険でカバーされる。また、一般の生命保険で先進医療特約を契約していれば、手術にかかる自己負担分もカバーできる。

「内視鏡手術は、退院後の職場復帰や家事など、女性にとっての強い味方です。さらに、女性にとってはお腹の傷も重大な問題です。良性の病気はもちろん、たとえ子宮がんであっても私たちは女性の体へのやさしさを追求していきたいと考えています」(京教授)

巻頭特集　島根大学医学部附属病院の先端医療

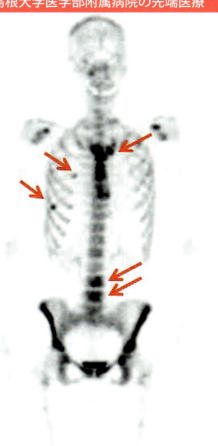
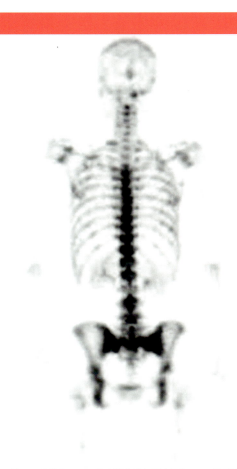

写真1　骨シンチグラフィー：薬剤が集積し黒く見えている箇所（→）が骨転移部

骨転移に対する新しい治療 ＝塩化ラジウム-233（ゾーフィゴ）

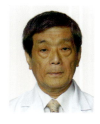

放射線治療科
猪俣　泰典 教授
（いのまた　たいすけ）

骨転移の臨床症状と 従来の骨転移治療薬

「骨転移は肺がん、乳がん、前立腺がんなどで特に多くみられます。骨に転移すると強い痛みが高率に生じます。また骨吸収（骨破壊）が進むと骨折する可能性も高くなります。骨への転移はカルシウム代謝が亢進することを利用した骨シンチグラフィーという検査で見つけられます（写真1）」

そう話すのは、同科教授の猪俣泰典さんだ。

骨転移では、がん細胞が直接骨を破壊するのではなく、骨の代謝経路に働きかけて異常な骨吸収・骨造成を起こす。多くの場合では破骨細胞による骨吸収がみられるが、前立腺がんは骨芽細胞という細胞により骨造成が強く生じることもある。「写真2」の左は肺がんの「溶骨性」転移で第5腰椎と第1仙椎が破壊されている。右は前立腺がんの「造骨性」転移で、腸骨や座骨などの濃度が上昇している。

「従来の骨転移の治療薬はがん細胞によって起こる破骨細胞の異常な骨吸収を抑える薬剤（骨代謝修飾薬剤）が中心で、疼痛の軽減や骨破壊を防止する目的で使用されていました」（猪俣教授）

＜骨転移の代表的な治療薬＞

①ビスフォスフォネート製剤（アレディア、ゾメタなど）

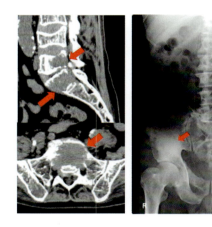

写真2　左：肺がんの「溶骨性」転移、右：前立腺がんの「造骨性」転移

②カルシトニン製剤（エルシトニンなど）
③ヒト型抗RANKLモノクローナル抗体製剤（ランマーク）

さらに放射性物質の治療薬も用いられている。

④ストロンチウム89（メタストロン）

「いずれの薬も破骨細胞の働きを抑えることで疼痛を軽減し骨の破壊を防ぎますが、転移した腫瘍細胞を直接破壊することはほとんどできません」（猪俣教授）

新しい骨転移治療薬の特長 ——生存期間を延長する

「当院では、これらの薬剤に加えて抗腫瘍効果をねらった新しい骨転移治療薬である塩化ラジウム-223（商品名ゾーフィゴ）を用いることができるようになりました」（猪俣教授）

ラジウムは体内でカルシウムと似た代謝を行うので効率よく骨転移の病巣に集積するという。

「塩化ラジウム-223は去勢抵抗性前立腺がんの骨転移に対して適応が認められています。去勢抵抗性前立腺がんとは手術療法やホルモン療法など男性ホルモンの分泌を抑える治療を行っても病状が悪化する前立腺がんです。本薬剤はがん細胞を直接破壊して、臨床試験では生存期間中央値を11.3か月から14.9か月まで延長することが示されています（図）」（猪俣教授）

さらにほかの薬剤と同様に疼痛などの症候性関連事象が現れるまでの期間を8.1か月から15.6か月まで延長できる点が従来の薬剤と大きく異なる。

一度の治療で最大6回まで投与可能

塩化ラジウム-223は、放射性医薬品であるために、放射線同位元素を扱うことのできる施設のみで投与することができる。投与量は55kBq/kgで静脈注射により投与する。

投与直前には血液検査を行い、その数値が、初回は好中球数1500/μL以上、血小板数100,000/μL以上、ヘモグロビン10.0g/dL以上、2回目以降は好中球数1000/μL以上、血小板数50,000/μL以上、ヘモグロビン8.0g/dL以上であることが必須だ。

「投与間隔は4週ごとで最大6回まで行えます。2回目以降の投与日に血液検査の結果が前述の基準を満たさなかった場合、2週間後に再検査をして基準を満たせば投与しますが、基準を満たさなかった場合にはその時点で治療は終了となります」（猪俣教授）

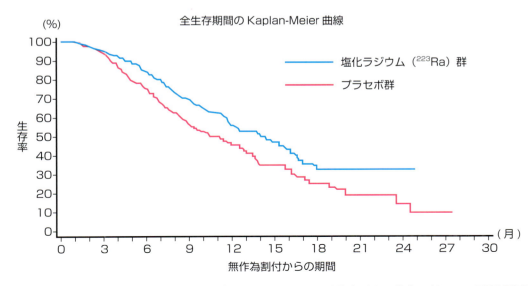

図　ゾーフィゴ／プラセーボ生存率曲線：ゾーフィゴによる有意な生存期間の改善がみられる（塩化ラジウム-223承認時評価資料）

巻頭特集 島根大学医学部附属病院の先端医療

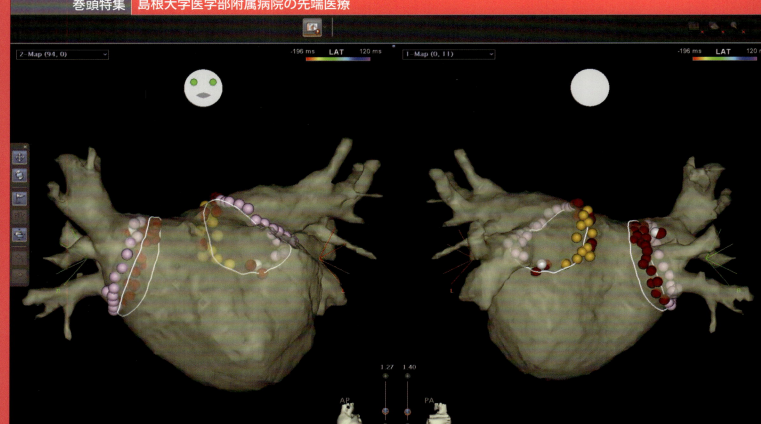

写真1 CARTOの画像。左心房と肺静脈を3次元画像で表示している。治療中はこの画像内にカテーテルがリアルタイムで表示される。焼灼した部分を点で表している

3次元マッピングを用いた心房細動のカテーテル治療

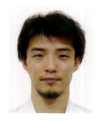

循環器内科
渡邊 伸英 助教

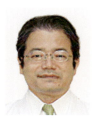

循環器内科
田邊 一明 教授

脳梗塞の原因となる心房細動

「心房細動は、不整脈の一種で、循環器内科医が日常的に診療する比較的頻度の高い疾患です。80歳以上では約10％程度の方が有しているといわれます」

そう話すのは、同科教授の田邊一明さんだ。心房細動自体が直接的に命にかかわることはまれだが、脳梗塞の原因となりうる不整脈であるため、脳梗塞の予防が重要となる。また、脳梗塞予防とは別に、不整脈時の心拍数を抑える治療や、不整脈発作を抑制したり正常な脈に戻す治療を行う。

「従来から行われていた薬物治療では、これらの治療には限界がありましたが、近年では、カテーテル治療の発展により、根治を期待できるようになりました。心房細動は大きく発作性と持続性に分けられますが、特に発作性に対しては効果が大きいです」（田邊教授）

発作性心房細動の原因は、左心房に接続する肺静脈（肺から心臓に血液を戻す血管で、通常左右2本ずつ計4本）内に存在するといわれている。

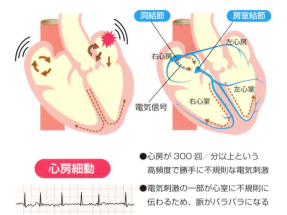

図 心房細動は肺静脈からの異常な刺激が原因で生じることが多い。脈は不規則に乱れ、速くなる

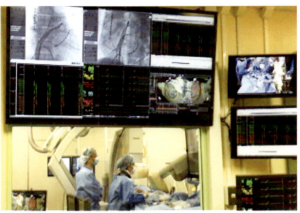

写真2 実際の治療風景。大きなモニターの右下がCARTO画像

「そのため、肺静脈の周囲を取り囲むようにカテーテルにより焼灼（アブレーション）することで、心房細動を引き起こす異常な刺激が肺静脈から出てこないようにします。肺静脈の周囲に堤防を作るようなイメージです」（写真1）（田邊教授）

3次元マッピングで心臓の3次元画像を構築

「3次元マッピングとは、心房細動をはじめとする不整脈のカテーテル治療で使用する診断・治療システムです。いくつかの種類がありますが、当院ではCARTO®システム（Biosense Webster, Jhonson & Jhonson、写真1、2）を用いています」（田邊教授）

CARTO®システムは、事前に撮影したCT画像から心臓の3次元画像を構築し、心臓内に留置したカテーテルの位置を、3次元画像内にリアルタイムで表示できるシステムだ。カーナビゲーションなどのGPSは複数の衛星からの距離で車の位置を特定するが、CARTO®システムも同様に、体の表面に貼ったパッチからの距離でカテーテルの位置を特定する。従来、透視画像に頼っていたカテーテルの位置を、リアルタイムな3次元画像内で正確に把握することができ、より安全で確実な治療が可能となった。

「現在では、心房細動をはじめ、多くの不整脈に対するカテーテル治療で必須のシステムです。当院では2016年4月から導入し、不整脈のカテーテル治療を行っています」（田邊教授）

カテーテル治療の成績は向上

心房細動に対するカテーテル治療は、一般的に成功率80～90％（複数回の治療施行後）、合併症2％以下とされ、以前と比べるとかなり成績は向上した。しかし、100％安全確実な治療ではなく、基本的には生活の質を向上させるための治療であるため、必ず受けなければならない治療ではない。合併症などのリスクに見合った効果が期待できるかを、慎重に判断するべきだ。

「当院では外来を何度か受診していただき希望を聞き、適応を判断しています（一般的に良い適応となるのは、「表」に示すような症例です）。実際のカテーテル治療は、治療時間3～5時間程度、4泊5日を要します」

同科助教の渡邊伸英さんはそう説明する。

「患者さんの体にかかる負担は少なく、傷もほとんど残りません。退院後の生活も特に制限はなく、基本的に退院当日から通常通りの生活をして問題ありません」（渡邊助教）。

このように心房細動のカテーテル治療は、適応を慎重に判断する必要はあるが、比較的安全で体への負担も少なく、また根治も期待できる画期的な治療法だ。

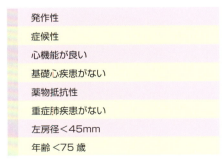

治療前、1か月程度の適切な抗凝固療法が必要です
事前に上部消化管内視鏡検査をする必要があります

表 心房細動に対するカテーテル治療の適応。必ずしもこれに限ったものではないので、これを参考に患者ごとに、個別に適応を判断する

巻頭特集　島根大学医学部附属病院の先端医療

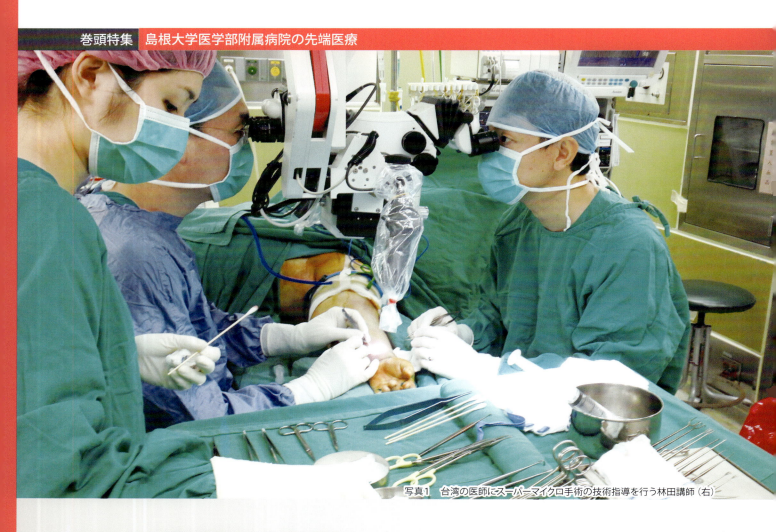

写真1　台湾の医師にスーパーマイクロ手術の技術指導を行う林田講師（右）

リンパ浮腫に対するスーパーマイクロ手術

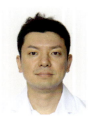

形成外科
林田 健志 講師
はやしだ　けんじ

がん治療の後遺症──リンパ浮腫

　体の中には、動脈と静脈のほかに「リンパ管」という管があり、「リンパ液」という液体が流れている。がん治療の手術によりリンパ節を取り除いたり、放射線治療でリンパ液の流れが滞ってしまうと、腕や足がむくんで、腫れぼったい状態が続いてしまうことがある。このむくみを「リンパ浮腫」という。皮膚がんや前立腺がん、子宮がん、乳がんなどのがん治療の後遺症の1つだ。

　「リンパ管は動脈や静脈にくらべて、その構造が単純であり、自然再生されやすい管です。そのため、がんの手術後にリンパ浮腫が起きた場合でも、時間がたつにつれ、損傷部位でリンパ管が再生し、自然にその浮腫は軽快してくる場合が多いです。しかし浮腫が治らなかった場合には、リンパ浮腫自体の治療を開始する必要があります。適切に治療が行えれば、悪化を防ぐことが可能です」
　そう話すのは同科講師の林田健志さんだ。最もよく行われる治療は、弾性ストッキングなどを用いた「圧迫療法」だ。むくみを軽減し、その効果を維持するために有用な治療法だ。

顕微鏡を使った
スーパーマイクロ手術

　「近年の手術用機器・材料の発達と手術手技の進

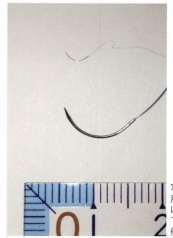

写真2　髪の毛よりも細い糸を用いて、リンパ管を吻合する。上はリンパ管吻合に用いる針と糸。下は顔面の縫合に用いられる一般的な針と糸

歩により、リンパ浮腫を手術によって改善できるようになりました。圧迫療法を行っても改善に乏しく、浮腫が続く患者さんに対し、うっ滞しているリンパ液を手術で静脈系に誘導するリンパ管静脈吻合術が新たな治療法として受け入れられつつあります」（林田講師）

　直径2mm前後の動脈や静脈を、顕微鏡を見ながらつなぎ、血の通った組織を移植する手術方法だ。日本人が開発し、マイクロサージャリーという名称で、今や世界中で行われている（写真1）。

　この手技と機器を応用して、口径が1mm以下の細い管でさえも、専用の器械を用いて確実につなげるようになった（スーパーマイクロ手術、写真2）。

　「私たち日本人は箸を使う食事により、小さい頃から自然と手術の訓練を受けているようなものです。そのため繊細な手術が外国の外科医よりも上手です。このスーパーマイクロ手術の技術により、口径が0.5mm前後という細いリンパ管を、静脈とつ

ないでリンパ液を静脈に直接流し込むことで、リンパ浮腫が改善できる手術を（図）、当院では、保険診療のもと行っています」（林田講師）

山陰唯一のリンパ浮腫外科治療

　「また当院は、山陰で唯一リンパ浮腫の外科的治療を行っている施設です。外科的治療に際しては、浮腫を生じるすべての疾患から鑑別した上で、リンパ浮腫の診断を得ることが重要だと考えています」（林田講師）

　リンパ浮腫と診断されれば、まず圧迫療法を開始し、改善が乏しい患者には、スーパーマイクロ手術によるリンパ管静脈吻合術を行う（写真3）。さらに必要な場合は、「血管付きリンパ節移植術」という世界最先端の手術により、患者の生活の質（QOL）を取り戻すことを目標としているという。

　マイクロサージャリーがこれほど普及している日本でも、リンパ管静脈吻合術などの"スーパー"マイクロサージャリーは一般的な手術ではない。高精度な手技と高性能な手術用機器を必要とするためだ。

　「当院はその両方を兼ね備えています。そこで患者さんのリンパ浮腫に対して、少ない侵襲（体への負担）で行えるスーパーマイクロ手術を普及させることも私たちの使命であり、今後もより適切な診断と治療を続けることで、患者さんの苦痛を取り除いていきたいと思います」（林田講師）

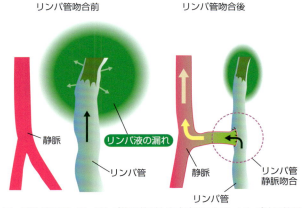

図　顕微鏡を用いて、リンパ管を静脈と吻合することで、リンパ液は静脈に流れるようになる。そうするとリンパ液の漏れが少なくなり、浮腫が軽減する（AVENUE CELL CLINICホームページをもとに作図）

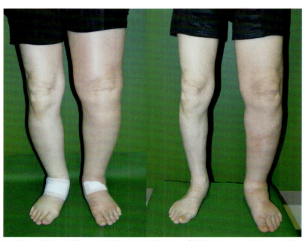

写真3　前立腺がんの手術後に下肢のリンパ浮腫となった患者。下肢にスーパーマイクロ手術を行い、両足が細くなった。左：リンパ管静脈吻合手術前、右：リンパ管静脈吻合手術後6か月

巻頭特集　島根大学医学部附属病院の先端医療

バスケット型電極カテーテル

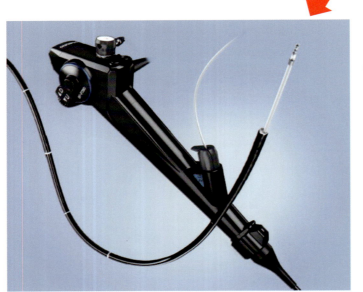
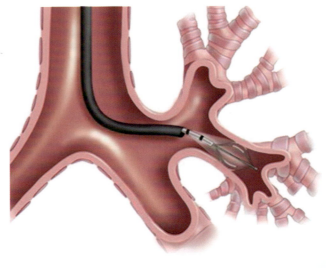

バスケットを開き、電極カテーテルを軽く気管支壁に接地させ、高周波通電します

図　バスケット型電極カテーテル　Boston Scientific Corporation より

喘息の最新治療

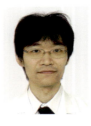

呼吸器・化学療法内科
濱口　俊一　助教
(はまぐち　しゅんいち)

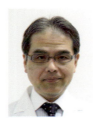

呼吸器・化学療法内科
礒部　威　教授
(いそべ　たけし)

難治性喘息
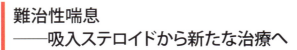
――吸入ステロイドから新たな治療へ

　気管支喘息は、気管支が慢性の炎症により狭窄したり、過敏状態となり、発作的に息苦しさや咳・痰が出る病気だ。アレルギーが関与していることが多い。

　「以前は気管支を広げる気管支拡張薬が薬物治療の主流でしたが、効果は十分なものではありませんでした。1978 年に吸入ステロイド薬が使用可能になって以降、喘息コントロールは良好となっています」

　そう話すのは、同科教授の礒部威さんだ。吸入ステロイドの普及に伴い喘息死は年々減少している。

　「非常に効果が高く、ほかの治療と組み合わせると多くの患者さんは症状がなくなります」（礒部教授）

　しかし、5〜10％の患者では、吸入ステロイド薬を含む強力な治療を行っても、頻繁に発作を繰り返し、息切れが取り切れないなどの症状により日常生活に支障をきたしている。これを「難治性喘息」という。

　「難治性喘息に対する新たな治療として『気管支

治療前 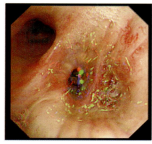 治療後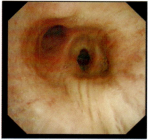

写真　治療前後の気管支の変化。治療後に気管支の浮腫（むくみ）と泡状の痰が減少しており、気管支炎が改善している

サーモプラスティ』と『抗サイトカイン療法』が使用可能となりました」（礒部教授）

気管支鏡を用いた気管支サーモプラスティ

　気管支サーモプラスティは2015年から標準治療として承認された気管支鏡（内視鏡）を用いた治療方法だ。局所麻酔もしくは全身麻酔により、気管支鏡を口から挿入し、バスケット型電極カテーテルを用いて、気管支を65℃で温め、喘息症状を引き起こす原因となる気管支平滑筋を薄くする（図）。

　「気管支平滑筋が薄くなると気管支が狭くなりにくくなり、喘息症状が軽減されます」

　そう説明するのは同科助教の濱口俊一さんだ。

　気管支サーモプラスティ治療により、喘息の発生率と救急外来の受診回数が減少し、治療後5年間、効果が持続すると報告されている。

　「当院では基本的に体への負担が少ない局所麻酔（喉への麻酔薬吸入と点滴での鎮静剤使用）で気管支サーモプラスティを行っています。一度にすべての気管支を温めることはできないので、2泊3日の入院治療を3週間ごとに合計3回行います」（濱口助教）

　治療に伴い軽度の喘息発作が引き起こされることはあるが、通常の気管支喘息発作治療により対応可能だという。「写真」は治療前後の気管支の変化だが、気管支粘膜の浮腫や痰が改善している。

　「気管支サーモプラスティ治療を受けた方が良い

気管支サーモプラスティ治療の適応

①気管支喘息の人
②高容量の吸入ステロイドと他の喘息治療薬を使用している人
③18歳以上である人
④以下の項目が1つ以上当てはまる人
・依然として喘息発作に悩まされている
・喘息発作の原因となるものを避けるため、日常生活が制限されている
・喘息で会社や学校を休む、またはその他の日常生活が行えないことがある

表　サーモプラスティの対象になる人

かどうかは専門医が最終的に判断します。気管支喘息で治療を受けているにもかかわらず症状が続いている患者さんは、主治医に相談することをお勧めします（表）」（礒部教授）

メポリズマブによる抗サイトカイン療法

　もう一つの治療が「抗サイトカイン療法」だ。喘息の状態を悪化させる要因の1つとして好酸球と呼ばれる細胞の働きを活発にするのが、IL-5（インターロイキン-ファイブ）というサイトカイン（体内タンパク質の一種）だ。

　「このIL-5が好酸球に作用するのを防ぐのが『メポリズマブ』という注射薬で、2016年3月に承認されました」（濱口助教）

　4週間に1回の皮下注射を行うと、喘息発作回数の減少・呼吸機能の改善・喘息治療薬の減量などが可能だ。メポリズマブの主な副作用は、注射部位反応（注射した部位の皮膚が、痛む、赤くなる、腫れる、熱くなるなど）と頭痛だ。

　「治療の適応は医師の診察により決められ、①高用量の吸入ステロイド薬とそのほかの喘息治療薬を併用している人、②過去1年間に2回以上、喘息発作を起こす人、③血液中の好酸球数が150個/μl以上の人が対象となります」（礒部教授）

　以上の2つの治療はいずれも高額なため、自己負担額を軽減する高額療養費制度を活用したい。

巻頭特集　島根大学医学部附属病院の先端医療

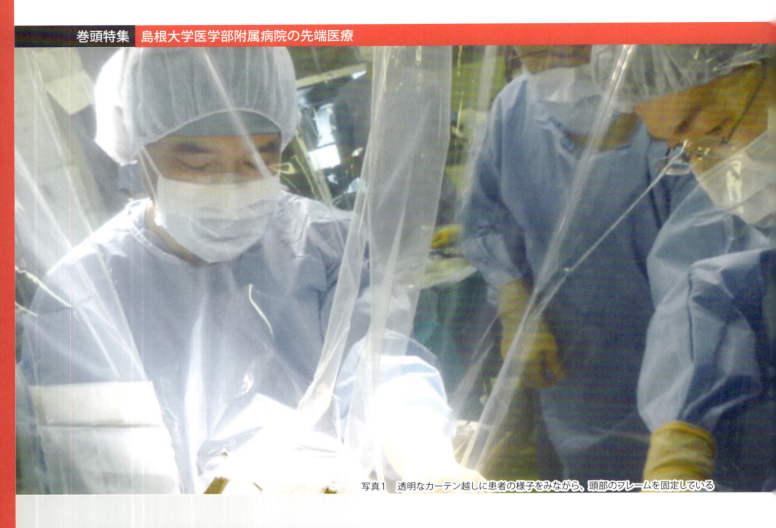

写真1　透明なカーテン越しに患者の様子をみながら、頭部のフレームを固定している

脳からくるふるえや痛みの外科治療

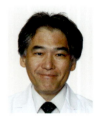

脳神経外科
ながい　ひでまさ
永井　秀政　准教授

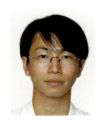

脳神経外科
はぎわら　しんや
萩原　伸哉　助教

島根で初めての脳深部刺激療法手術

　脳深部刺激療法手術「DBS（ディー・ビー・エス）」は2016年4月、同院へ導入され、同年6月に県下で第一例の手術が成功した（写真1）。
　「DBSとは、『図』のように大脳深部で運動を調整する部位に直径1.27mmの電極を留置しパルス信号で刺激する治療です。運動がスムーズにできない患者さんに対して行います」

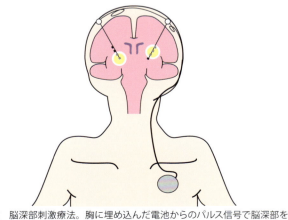

図　脳深部刺激療法。胸に埋め込んだ電池からのパルス信号で脳深部を刺激し、不随意運動などを調節する

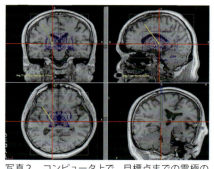
写真2 コンピュータ上で、目標点までの電極の挿入ルートを確認している

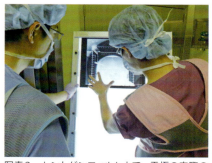
写真3 レントゲンフィルム上で、電極の実際の位置を確認している

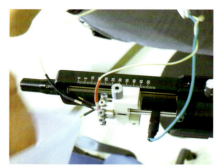
写真4 専用のドライバー装置で0.1mmずつ微小電極針を進める

そう説明するのは、同科准教授の永井秀政さんだ。永井准教授は、機能的定位脳手術技術認定医であり、DBS治療の中心的存在だ。

「これまで他県でしかできない治療でしたが6年の準備期間を経てようやく実を結びました」（永井准教授）

同科助教の萩原伸哉さんは手術の進行を次のように説明する。

「病気の種類や症状に応じて患者さんごとの治療目標を設定します。手術は1mm単位の正確さが必要で、頭部に取り付けたフレームを座標軸に、目標点を定めます。コンピュータ上で目標点と電極の通り道を計算し、さらにレントゲン撮影で実際の電極のズレを確認します（写真2、3）。専用のドライバーで0.1mmずつ微小電極針を進めます（写真4）。患者さんの症状と微小電極針からの神経活動をモニターしながら最適な位置を割り出し、微小電極針を電極に入れ替えて固定します。電極留置が終われば、全身麻酔で胸部に刺激発生装置を埋め込みます」

脳からくるふるえ
——本態性振戦とパーキンソン病

脳からくるふるえで、生活に支障がある場合にDBSが行われる。

「DBSの治療対象は薬が効かない本態性振戦やパーキンソン病です。患者数は多くないですが、その症状は深刻で病歴も長く、社会的な損失も大きいので、DBSは不可欠です」

萩原助教はそう説明し、ミリ単位の精度が要求される高度な医療を地域に提供することが使命だと語る。

脳からくる痛み
——神経障害性疼痛

DBSでは脳からくるふるえ以外に、もう一つ手術適応がある。難治性慢性疼痛だ。神経が障害されて起こる痛みで、痛いところには何も異常がないのに焼けるような耐えがたい痛みがでるのが特徴だ。多くは抗うつ剤や抗てんかん剤などを内服したり、神経ブロックなどで治療する。しかし薬が効かない場合もあり、この難治性の慢性疼痛の最後の切り札が、運動野刺激療法「MCS（エム・シー・エス）」だ。

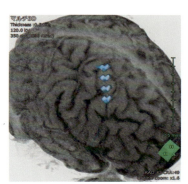
写真5 前頭葉に留置された電極パドル

「MCSはDBSを応用したもので、電極パドルを脳の表面に設置し、前頭葉運動野からパルス信号を断続的に放射して、痛みを作り出しているネットワークを妨害し痛みを軽減します（写真5）。脳表面に電極パドルを置く方法（MCS）は、脳深部に電極を入れる方法（DBS）よりも体への負担は少なく、かつ疼痛軽減の効果が高く、あらかじめ効果判定テストで選別された患者さんで、約80％の疼痛軽減を見込めます」（永井准教授）

一方、無作為試験では治療効果が得られなかったという報告やMCSで誘発される脳領域がプラシーボ反応と同じ領域であるとの報告から適応を限定している。

「疼痛は他人には分からない症状であり、主観であるため、無作為臨床研究での客観評価がなかなか難しい面があります。私たちは個々の患者さんの状況に応じて手術選択を提示しています」（永井准教授）

巻頭特集　島根大学医学部附属病院の先端医療

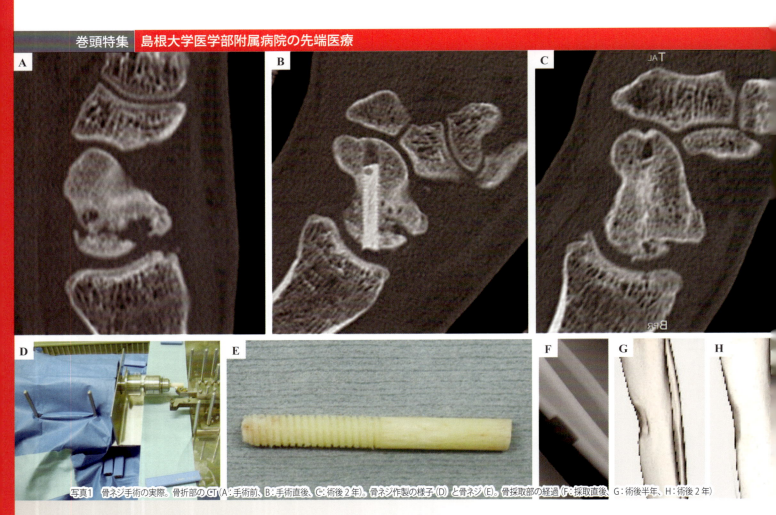

写真1　骨ネジ手術の実際。骨折部のCT（A：手術前、B：手術直後、C：術後2年）。骨ネジ作製の様子（D）と骨ネジ（E）。骨採取部の経過（F：採取直後、G：術後半年、H：術後2年）

精密骨加工機による骨折治療機器の開発

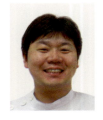

整形外科
今出　真司　助教
（いまで　しんじ）

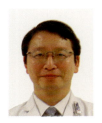

整形外科
内尾　祐司　教授
（うちお　ゆうじ）

骨を「ホネ」で治す!?

　骨折治療の原則は、壊れた骨を整復し留め具で接合することだ。この際に使用される留め具は医療用金具（チタン製ネジなど）が「常識」である。しかし金具は骨折が治ると無用となり、それを取り除く2度目の手術が患者への負担となっていた。
　「骨をネジにすれば金具を使わない骨折治療が可能であり、かつ時間とともに吸収されるので取り出

すための手術も必要ない。それは従来の常識を覆す、融通無碍（ゆうずうむげ）な発想でした。『常識』から生まれる『革新』はないのです」
　同科教授の内尾祐司さんはそう熱く語った（写真2、3）。
　2004年春、プロジェクトは産声を上げた。

医工連携が既存の医療を変える

　「『コロンブスと卵』とはよく言ったもので、革新

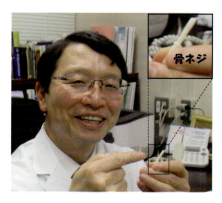

写真2 骨ネジの有用性を熱く語る内尾教授

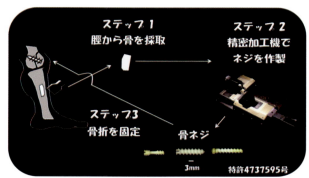

写真3 骨ネジを用いた骨折治療の流れ

とはともすれば平易に見えがちです。本プロジェクトも概念は至って単純。医師は骨折した患者さんに対し2隊に別れて治療を行います。1隊は骨折の整復を行い、別隊は患者さんの脛から骨を採取しネジへ加工します。そして骨から作った『骨ネジ』で骨折を固定するのです」(内尾教授)

概念は単純なものだったが、ここには大きな問題が存在した。手術室には骨からネジを作る機械が存在しなかった。医療界は「白い巨塔」とまではいかないものの、ある種閉鎖された封建的な世界で、他業界との連携を欠く部分があった。これを打破するため、昨今、医工連携が脚光を浴びている。業界の垣根を越えて、医療にかかわる新技術や新事業の創出を目的とした試みだ。この潮流に乗り、医療とは無関係だった精密加工機開発企業と共同し、手術室で使用可能な精密ネジ加工機の開発が始まった。2006年春に試作機が完成、同院「医の倫理委員会」の承認を経て2007年1月、プロジェクトは暁の時を迎えた。

骨ネジの成績は良好

「これまでに9人の患者さんが骨ネジを使用した治療を受けています。結果は、術後に手術と関連のない関節リウマチを発症した1例を除き、いずれも良好な成績です」

そう説明するのは同科助教の今出真司さんだ。骨折部を固定した骨ネジは手術から2年以内にすべての患者で完全な吸収が確認された。吸収されたところは正常な骨に置き換わり、一見すると骨折があったことすら分からないこともある。骨ネジ用の骨を採取したところも徐々に再生し術後2年で概ね手術前の状態に回復する(写真1)。

「もちろん良いことばかりではありません。骨ネジはサイズや強度に限界があり、全ての骨折に対応できるわけではありません。また、採取部は再生するとはいえ、一時的に健康な部位を傷付け痛みを伴います。したがって、適切な適応と医師患者間の相互理解が不可欠です」(内尾教授)

骨折治療支援システム構築が進行中

骨ネジに加えて骨を3次元的に加工する機能を追加した骨折治療支援システムの構築が進行中である。

「このシステムが完成すれば、例えば交通事故など激しいけがのために骨が部分的になくなり単純な整復が不可能な患者さんに対し、その欠損部にピッタリの骨ブロックを作ることで、パズルの欠けたピースが埋まるように、正確な骨折治療が可能となります」(今出助教)

システム構築には、医学的知見に加え工学的見識や機器製造技術の統合が不可欠となる(写真4)。

「現在、当科、島根県産業技術センター、ヒカワ精工株式会社の三者が連携し開発を行っています。『オールしまね』発の骨折治療機器が日の目を見るのはそう遠くない未来だと考えています」(今出助教)

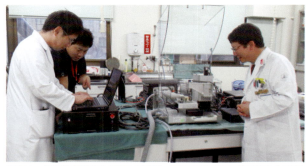

写真4 骨折治療支援システムの開発。医工連携で医療革新を生み出す

巻頭特集　島根大学医学部附属病院の先端医療

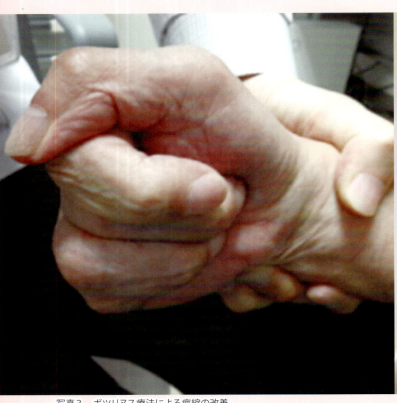
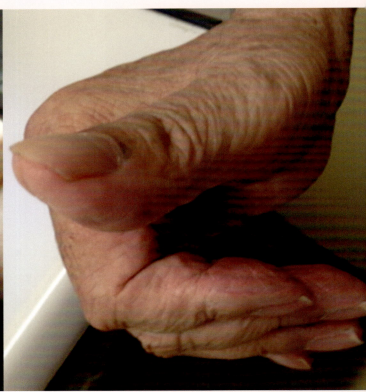

写真3　ボツリヌス療法による痙縮の改善
左：治療前は親指を伸ばすことができなかった
右：治療後は親指を伸ばすことができるようになり、財布からカードを取り出しやすくなった

ボツリヌス毒素療法による痙縮治療

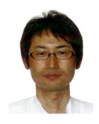
リハビリテーション科
酒井 康生　助教

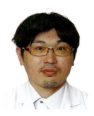
リハビリテーション科
蓼沼 拓　助教

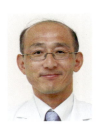
リハビリテーション科
馬庭 壮吉　准教授

痙縮の治療が脳卒中の運動麻痺を改善

「脳卒中や脊髄損傷の後遺症で手足が動かない患者さんの中には、『麻痺』は軽度でも筋肉の緊張が高まっており、突っ張って自由に動かせない方が存在します。このように筋肉の緊張が高まった状態が『痙縮』です」

同科准教授の馬庭壮吉さんはそう説明する。

痙縮は痛みの原因となり、関節が硬くなり手足の変形を生じる（写真1、2）。さらに姿勢の異常や歩行障害が現れ、日常生活動作がうまくできなくなる。

この痙縮の治療の一つにボツリヌス療法（ボツリヌス毒素を筋肉内に注射する方法）がある。

「筋肉内でボツリヌス毒素が神経と筋肉の接合部に作用し、筋肉の収縮力を麻痺させて効果を発揮します。ボツリヌス毒素を使いますが、資格を持つ医師が治療を行うため安全です」（馬庭准教授）

重篤な副作用はほとんどない。筋弛緩作用が過剰になると脱力感が現れるが、一過性である。

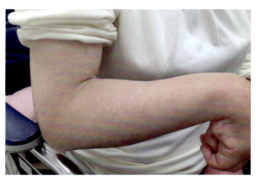
写真1　上肢の変形
肘、手関節、指は屈曲しており自力で伸ばすことができない

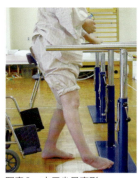
写真2　内反尖足変形
右足底が床につかないために体重を十分かけることができない

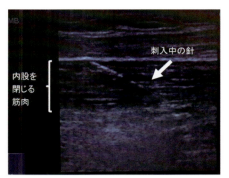
写真4　超音波ガイド下の注射
超音波を利用すると注射針の位置を確認することができるため、目標とする筋肉内に確実に薬液を注射できる

　治療効果は注射後2〜7日して現れ、3〜4か月持続する。痙縮が改善すると、手足が動かしやすくなり自分でできる動作が増えるため、患者は喜ぶ（写真3）。また治療によって、握ったままの手指が開くようになり衛生管理が行いやすくなる、オムツ交換が容易になるなど、介護者の負担も軽減できる。
　「ただし、関節が完全に硬くなった状態（拘縮）だとボツリヌス療法の効果が得られないため、治療前に専門家の評価が必要です」
　そう話すのは助教の蓼沼拓さんだ。

ボツリヌス療法の注射方法

　注射は仰臥位または腹臥位で行う。薬液（数ml）を大きな筋肉（下肢筋）の場合には2〜4か所、小さな筋肉（上肢筋）の場合1〜2か所に分注する。薬剤が高価なため（通常使用量の200単位が約20万円、3割負担で約6万円）、対象とする筋内に正確に注射すること、また安全性を確保するために、筋電図や超音波ガイド下に実施する場合もある。特に超音波は痛みを伴わず、注射部位をとらえやすく、針先の位置を確認できるため、神経・血管を避けて注射できる点が優れている（写真4）。

リハビリテーションとの併用が効果的

　「主として中等度の麻痺を伴う慢性期脳卒中患者さんが対象となります。安静時には筋緊張が正常でも動作時に亢進する場合があり、ボツリヌス療法によって動作時の筋緊張が改善し、動作速度や滑らかさが改善します」
　そう説明するのは助教の酒井康生さんだ。
　注射後早期からストレッチ、関節可動域訓練を中心としたリハビリテーションや装具療法などと併用すると効果が高まる。病院の訓練室でのリハビリテーションは保険の制約で回数に限度があるため、自宅でできる訓練（ホームエクササイズ）の指導も実施する。その際、患者・家族の希望する治療に基づく目標設定、リハビリスタッフとの治療目標の共有、ホームエクササイズの継続が重要となる。
　「ボツリヌス療法は小児の脳性麻痺などにも適応があり、患者さんの満足度を高められます。年少期から治療でき、注射後の集中訓練によりリハビリテーションの効果が飛躍的に向上します。ただし小児では注射を行う際に安静を保つことが困難な場合が多く、全身麻酔を要する場合があります」（馬庭准教授）
　ボツリヌス療法の治療効果については、『脳卒中治療ガイドライン2009』や『脳性麻痺リハビリテーションガイドライン第2版（2014年）』で高く評価されている（推奨グレードA）。

巻頭特集 島根大学医学部附属病院の先端医療

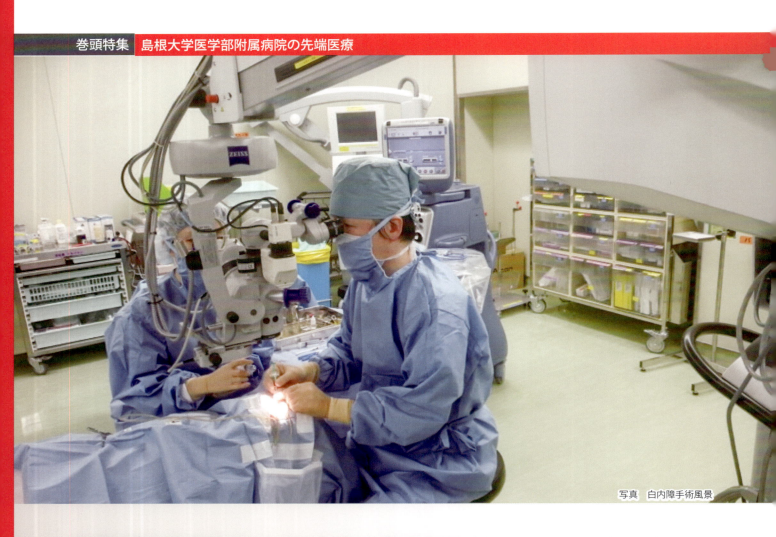

写真　白内障手術風景

「多焦点眼内レンズ」で老眼鏡なしの生活に

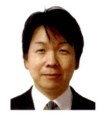

眼科
髙井　保幸　助教

眼内レンズの種類と見え方の違い

　眼内レンズとは白内障手術時に取り出した水晶体の代わりに眼の中に入れる人工の水晶体のことだ（図-A）。眼内レンズには「単焦点眼内レンズ」と「多焦点眼内レンズ」の2種類がある。通常の白内障手術に際して移植される眼内レンズは単焦点眼内レンズだ。単焦点眼内レンズを用いても、手術前に比べれば大幅な改善が得られるが、ピントの合う範囲が遠方か近方のいずれかに限られているため、遠方か

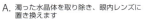

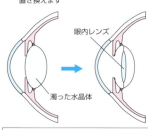

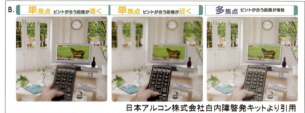

図　A：白内障手術、B：単焦点眼内レンズおよび多焦点眼内レンズの見え方（イメージ）

近方を見るときのどちらかは眼鏡が必須となる。
　「この欠点を補うために登場したのが多焦点眼内レンズで、遠方と近方の両方にピントが合うため眼鏡がほぼ不要になります（図-B）」

多焦点眼内レンズの利点をそう説明するのは、同科助教の髙井保幸さんだ。

多焦点眼内レンズおよび単焦点眼内レンズの長所・短所

「ただし、多焦点眼内レンズがすべての点において完ぺきというわけではありません。それぞれのレンズの長所・短所を『表1』に示します」（髙井助教）

多焦点眼内レンズの短所の中で最も注意すべきなのは、強い光を見たときや明るい場所で眩しく感じる「グレア」、夜間に光の周辺に輪がかかって見える「ハロー」だ。これは単焦点眼内レンズより強くなる。また、コントラスト（色の濃淡）が落ちた状態で見えにくいこともある。これは入ってきた光を、レンズが遠方と近方に分けるために生じる現象で、多くの場合、あまり気にならないが、なかには全体的に膜がかかったような見えづらさを訴える患者もいるという。

「いずれの短所も、時間とともに軽減していく場合が多いですが、どうしても慣れない方もいます。そのような方には、単焦点眼内レンズへの入れ替えが行われることが多いです」（髙井助教）

多焦点眼内レンズは適応検査が必要

「多焦点眼内レンズ挿入には、十分な適応検査が必要です。白内障以外に、視力に影響をおよぼす眼の病気を持っている場合は、多焦点眼内レンズを入れても効果が発揮できない可能性があります」（髙井助教）

また、眼鏡をかけることに抵抗や問題がない場合は、高額の自費負担をして多焦点眼内レンズを選択しなくても、保険適用の単焦点眼内レンズで十分満足できるという。

「多焦点眼内レンズは高価なもので、見え方への期待が高くなるため、術前の予想している見え方より、術後の見え方が悪い場合には、不満を感じることもあります」（髙井助教）

以上の点を踏まえて、多焦点眼内レンズの対象者を示したのが「表2」だ。まずは正確な情報を知ることが重要で、ライフスタイルや性格も多焦点眼内レンズの選択に重要である。

「必要な検査をすべて行い、多焦点眼内レンズが自分に合っているかどうか、担当医としっかり話し合って、納得して手術を受けることが大切です」（髙井助教）

多焦点眼内レンズは先進医療

先進医療とは国民の安全性を確保し、患者負担増大を防止、選択肢を拡げ、利便性を向上するものだ。

「多焦点眼内レンズ挿入術は、先進医療に認められた治療です。当院では、片眼約45万円の費用がかかりますが、先進医療実施施設に認定されれば、手術前や手術後の診察は保険適用となり、治療は自己負担となりますが、任意保険の先進医療特約が使えるため、加入している患者さんの負担は減ります」（髙井助教）

同院は、多焦点眼内レンズ挿入術の先進医療実施施設として承認されるために、現在、症例数を重ねているところだ。

	多焦点眼内レンズ	単焦点眼内レンズ
長所	眼鏡に頼らず、遠方と近方が見える 仮に眼鏡が必要になったとしても1本で済む	適宜眼鏡を用いることでとても鮮明に見ることができる
短所	やや見え方が不鮮明に感じることがある 夜間のライトがにじんで見えることがある	裸眼では遠方か近方のいずれかが見えにくくなる 眼鏡が最低1つ、場合により2つ必要となる
適した方	見え方の質はやや劣っても構わないので、なるべく眼鏡に頼りたくない方 仕事や趣味、スポーツで、遠くも近くも眼鏡なしで見たい方 手術前に眼鏡を用いた経験のない方	眼鏡をかけても構わないので、より鮮明な視力を求める方

表1　眼内レンズの比較

適している方	注意が必要もしくは適していない方
①白内障により、視力が低下したり、かすんだり、ぼやけ、まぶしさなど日常生活が不自由になった方	①夜間運転／職業上など近見作業の多い方（タクシー運転手、トラック運転手など職業運転手、デザイナー、写真家など）
②原則的に白内障以外に目の病気のない方	②眼鏡をかけることに対して問題がない方
③眼鏡からより解放されたいと希望している方	③近方を見ることがあまりない方、逆に精密な近方作業を行う仕事、趣味がある方
④術後の見え方にハロ・グレア現象などが生じることや、新しい見え方に適応するのに数カ月かかる可能性があることや、眼鏡が全く必要でなくなることはないなど術後の見え方や医師の説明をご理解していただける方	④レンズが高価というだけでの選択、多焦点眼内レンズをあまり理解していない方
	⑤繊細な性格の方（術後の視力や手術の成功率などが気になる方は注意）
	⑥白内障以外の目の病気や身体の病気があるなどを理由として医師が不適当と判断した方

表2　多焦点眼内レンズの適応

Q & A でわかる最新治療

Q&Aでわかる最新治療

Q インスリンポンプ治療とは、どのようなものですか？

内分泌代謝内科　守田 美和（もりた みわ）　助教

Q インスリンポンプとは？

A インスリン治療は、あまり知らない人にとっては、とても怖い治療、もしくはとても病状が進行した状況で使われる治療と思われがちですが、実際は違います。インスリンを早めに使うことで、インスリンをやめることができる方もいます。また、1型糖尿病の患者さんは病気になったときからインスリン治療が欠かせませんが、重症というわけではありません。インスリン治療は確実に血糖値を下げることができて、細かい調整が可能な優れた治療の1つです。

通常のインスリン治療では、注射のタイミング（食前や寝る前など）で極細い注射針をインスリン専用のペン（図1）に付けて皮下注射を行います（図2）。注射回数は1日1回〜5回程度と人によっ

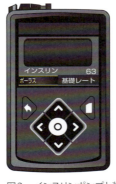
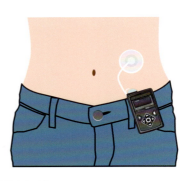

図3　インスリンポンプと装着イメージ

て違いますが、その都度、注射が必要です。インスリンポンプ治療は小型の携帯型インスリン注入ポンプ（図3）を用いて、インスリンを24時間途切れることなく皮下に注入する治療法です。皮下に細いチューブを刺しておいて（痛みはありません）インスリンをそこから投与します。その量は個人個人であらかじめプログラムして設定することができます。食事前のインスリンはボタンを押して必要量を注入します。

Q どんな人に向いていますか？

A インスリン治療が必要な患者さんで、従来のペン注射によるインスリン療法では血糖コントロールが難しい方、より血糖コントロールを良くしたい方、生活の自由度を高めたい方は一度考えてみられてはどうでしょうか。

皮下に刺しておくチューブは細く、3日に1回程度の交換で良いので、頻回（ひんかい）にインスリンの針を刺すの

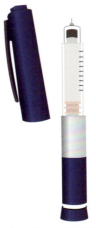

図1　インスリンペン型注射器

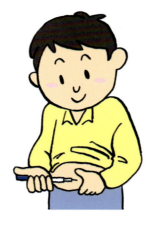

図2　インスリンペン型注射器によるインスリン注射

が嫌な方、人前で注射をしたくない方にもお勧めです。より細かいインスリン量や投与方法の設定が可能になるので、夜間寝ている間の低血糖に困っている方、夜間勤務などがあって生活パターンが不規則な方、妊娠中の方にも向いています。ただ、インスリンポンプ治療さえすれば、誰でも血糖値が改善するものではありません。器具の使い方やトラブル対処のトレーニングも必要で、一緒に学んでより自分に合った治療をしたいという気持ちのある方に最適です。

Q 持続血糖測定器付きのインスリンポンプも保険適用ですか？

A インスリンを持続的に注入するインスリンポンプに加えて、持続血糖測定器（パーソナルCGM）付きのインスリンポンプシステム（SAP、図4）も保険適用になっています。

持続血糖測定器とは、皮下にセンサーを付けて、連続して皮下の糖（ブドウ糖）濃度を記録することのできる新しい検査方法です。これまでは、その都度、指先などに針を刺し、血を出して血糖値を測定するしか方法がなく、痛みや煩わしさを多くの方が感じていました。

この機器はインスリンポンプと連動して、その都度、血糖値を測らなくても連続して皮下のグルコース濃度を自動で測定し、血糖値としてポンプの画面で確認できます。数値だけではなく、グラフとして血糖値の動きを見ることができます。自分で設定した血糖値の範囲を超えた場合には、インスリンポンプ本体がアラームや振動で警告してくれます。特に、測定が難しい、夜間寝ている間や食後の血糖推移、仕事中や運動中の血糖値の確認も簡単に痛みを伴わずに確認できます。しかし、厳密には血糖値を測定するものではなく、1日4回の自己血糖測定器で得られ

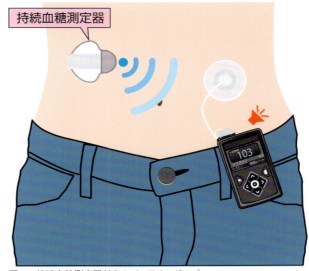

図4　持続血糖測定器付きのインスリンポンプ

た測定値を機器に入力して補正することが必要です。

低血糖の自覚症状がない方や夜間などの自己血糖測定が難しい時間帯の血糖値の変動を確認したい方、より詳細に血糖値の変動を知って血糖コントロールをしたいと思っている方に特にお勧めです。

SAP：Sensor Augmented Pump
CGM：Continuous Glucose Monitoring

一言メモ

新しくインスリンポンプと連動しないタイプの持続的にグルコースをモニタリングできる測定器が発売になりました。まだ、保険適用ではありません（2017年3月時点）が、この器械は指先から血を出して、血糖測定をして器械へ入力をする必要がなくなりました。糖尿病の分野ではインスリン治療方法だけではなく、検査方法もどんどん進歩しています。

糖尿病は長く付き合っていく病気です。あなたに合った治療方法を一緒に探して見つけましょう。

Q&Aでわかる最新治療

Q がんの分子標的療法は、どこまで進んでいますか？

腫瘍・血液内科
伊藤 俊輔 医科医員

臨床研究センター
鈴木 律朗 准教授

腫瘍・血液内科
鈴宮 淳司 教授

Q 選択的にがん細胞だけを狙い撃ちする治療

A 一般的な抗がん薬は、がん細胞の増殖に伴うDNA合成や細胞分裂を阻害することにより、がん細胞を死滅させることで効果を発揮します。そのため、別名殺細胞性抗がん薬と総称されます。殺細胞性抗がん薬は増殖が活発な細胞であれば、がん細胞でも正常な細胞でも攻撃します。脱毛や吐き気などの副作用が現れるのは、増殖が著しい髪の毛や消化器の正常な細胞が攻撃対象となるためです。また、血液中細胞をつくる工場である骨髄の機能も一時的に抑制されるため、感染症や貧血、出血のリスクが高くなります。それらの副作用を軽減するために、がん細胞だけを選択して攻撃する方法がないか考えられました。

その中で着目されたのが、がん細胞に特有な因子（遺伝子やタンパク質）です。がん細胞の増殖や浸潤、転移などにかかわるがん細胞特有の因子を攻撃することで、がんの増殖を阻止するように考えられた薬が分子標的治療薬です（図1）。

Q 分子標的治療薬には、どのようなものがあるの？

A 分子標的治療薬には「シグナル伝達阻害薬などの小分子化合薬」と「抗体薬」に大別されます。正常細胞は、ほかの細胞からつくられた増殖因子というタンパク質を、細胞の表面にある受容体で受け止めたときに、信号が伝達されて細胞分裂を起こします。しかし、がん細胞は遺伝子変異のため増殖信号を自ら放出したり、受容体が過剰に発現したりしているため、異常増殖が起こります。

その結果、慢性骨髄性白血病では白血球が慢性に増えてしまいます。この異常な増殖信号を途中で

図1　従来の抗がん薬と分子標的治療薬の違いのイメージ

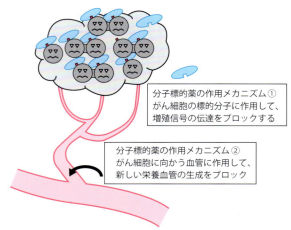

図2　分子標的治療薬の作用メカニズム

一般名（承認年）	適応がん腫	種類	一般名（承認年）	適応がん腫	種類
リツキシマブ（2001）	B細胞性リンパ腫	抗体薬	イブリツモマブ・チウキセタン（2008）	B細胞性リンパ腫 マントル細胞リンパ腫	抗体薬
イマチニブ（2001）	慢性骨髄性白血病 消化管間質腫瘍 急性リンパ性白血病 慢性好酸球性白血病	シグナル伝達阻害薬	ダサチニブ（2009）	慢性骨髄性白血病 急性リンパ性白血病	シグナル伝達阻害薬
トラスズマブ（2001）	胃がん、乳がん	抗体薬	ニロチニブ（2009）	慢性骨髄性白血病	シグナル伝達阻害薬
ゲフィチニブ（2002）	非小細胞肺がん	シグナル伝達阻害薬	レゴラフェニブ（2013）	大腸がん 消化管間質腫瘍	シグナル伝達阻害薬
ベバシズマブ（2007）	大腸がん 非小細胞肺がん 子宮頸がん 卵巣がん、乳がん	抗体薬	オファツムマブ（2013）	慢性リンパ性白血病	抗体薬
エルロチニブ（2007）	非小細胞肺がん	シグナル伝達阻害薬	ブレンツキシマブ・ベドチン（2014）	ホジキンリンパ腫 未分化大細胞型リンパ腫	抗体薬
セツキシマブ（2008）	大腸がん 頭頸部がん	抗体薬	レンバチニブ（2014）	甲状腺がん	シグナル伝達阻害薬
スニチニブ（2008）	大腸がん 消化管間質腫瘍 膵神経内分泌腫瘍	シグナル伝達阻害薬	ラムシルマブ（2015）	胃がん、大腸がん、 非小細胞肺がん	抗体薬
ソラフェニブ（2008）	腎細胞がん 肝細胞がん	シグナル伝達阻害薬	ポナチニブ（2016）	慢性骨髄性白血病 急性リンパ性白血病	シグナル伝達阻害薬

表　主な分子標的治療薬

停止させてがん細胞の分裂を抑制するのが、「シグナル伝達阻害薬」と呼ばれる分子標的薬です。また、受容体や細胞表面上の特異分子（分化抗原）に結合して、がん細胞が増殖因子を受け取れないようにするのが「抗体薬」です（図2）。

Q 分子標的薬の有効性と限界

A 現在では全世界で60を超える薬剤が承認され、日々その数は増加しています。開発のスピードは速くなっており、最近では毎年数種類の分子標的薬が国内でも治療薬として使えるようになっています。分子標的薬の登場で多くのがんの治療成績が飛躍的に向上しましたが、中でも血液のがんには多くの恩恵がありました。世界で初めての分子標的治療薬は、慢性骨髄性白血病に対する治療薬です。

慢性骨髄性白血病は、初期は無症状ですが、3年から5年を経て徐々に白血病細胞が増殖し、急性白血病に移行します。このため、以前は骨髄移植を行うことが唯一の根治を望める治療法でした。異常な遺伝子から産生された異常タンパク質が、がんを引き起こしていることが分かり、2001年にこの異常タンパク質を標的とした分子標的治療薬イマチニブが登場し、ほとんどの患者さんは長期間生存出来るようになりました。その後、2009年にダサチニブとニロチニブが開発され、さらに治療成績が向上しました。前述の薬剤が効かなくなる場合もありましたが、2016年に治療抵抗性の場合も効果のあるポナチニブが登場し、治療成績の向上が見込まれます。

また、初めて開発された抗体薬であるリツキシマブにより悪性リンパ腫の治療成績は飛躍的に向上しました。その後も、抗体に放射性物質を結合させたイブリツモマブ・チウキセタンや、抗がん薬と結合させたブレンツキシマブ・ベドチンが開発されました。

そのほかにも、がんの治療成績を向上させた分子標的治療薬は多くありますが、アレルギー反応（蕁麻疹、発熱、悪寒など）や高血圧・血栓症・皮膚障害など、薬の種類によってさまざまな副作用が起こる可能性があります。また、薬によってがんが縮小しても、いずれ効果がなくなってしまいます。これを獲得耐性といいますが、まだそのメカニズムについては不明な点が多いです。しかし、全世界で分子標的治療薬の研究は続けられており、新規薬剤の開発によるがん治療の進歩が期待されます（表）。

一言メモ

当科では白血病・悪性リンパ腫・多発性骨髄腫など、血液の悪性疾患や、特発性血小板減少性紫斑病や再生不良性貧血などの良性疾患も診療しています。
また、膵臓がんや大腸がんなど一般的ながん以外にも、比較的まれである、骨軟部腫瘍や原発不明がんなど、すべてのがんの診療を行います。

Q&Aでわかる最新治療

Q ナビゲーションを用いた肝がん治療は、どのようなものですか?

肝臓内科 三宅 達也（みやけ たつや） 講師
（現・島根県立中央病院 肝臓内科部長）

Q 肝がんのラジオ波焼灼療法とは、どんな治療なの?

A 肝がんの治療には、手術や血管にカテーテルを通して抗がん剤を腫瘍に注入する方法、内服の抗がん剤など多くの治療法がありますが、ラジオ波焼灼療法は主に内科で行う治療です。

　超音波検査装置で体の外から腫瘍を確認して針を刺し、ラジオ波という電磁波で腫瘍の部分を焼いて治療します。針を刺す部分の局所麻酔だけで行うことができ、焼灼時間も腫瘍1個につき8〜12分と短時間で、患者さんへの体の負担がとても少なく治療することができます。小さいものであれば手術に匹敵する成績が得られますが、超音波検査で病変の位置を確実に指摘することができなければ、治療ができなかったり不十分になったりすることがあります。

　ラジオ波焼灼療法で肝がんを早期に確実に治療するためには、超音波検査だけでは見えにくい肝がんの位置を正確に把握することが必要です。

Q 超音波のナビゲーションシステムとは、どんなもの?

A 肝がんは、超音波検査やCT、MRIなどの画像検査を定期的に行うことで早期発見することができますが、どの検査でも同じように見えるわけではなく、CTやMRIで指摘できても超音波検査では見えにくいことがあります。特に直径1cmにも満たないような小さい肝がんや、腫瘍周囲の肝臓と同じくらいの明るさに見える肝がんなどは、通常の超音波検査では全く指摘できなかったり、病変が疑われてもCTやMRIで見つかったものと同じものか判断しかねたりすることがあります。超音波のナビゲーションシステムは、このような超音波で見えにくい病変を他検査の画像と同時に比較しながら観察することで、認識できるようにするものです。

　ナビゲーションシステムの手順は、まず超音波検査装置に院内の画像サーバーから患者さんのCTやMRIの画像データを取り込んで立体構築します。次に、超音波の探触子（プローブ）にセンサーを取り付けて磁場の中で動かすと、センサーが探触子の位置や方向を認識し、立体構築したCTやMRIの画像データから超音波で観察している断面と同じ断面を画面に映し出します（写真）。

　これにより、一画面の左右に超音波画像とCTやMRIの画像を並べて同時に動かしながら観察することができますので、超音波検査ではとても見えにくい病変を確実に指摘することができるようになります（図）。

　ナビゲーションシステムは磁場を発生させて行う検査なので、ペースメーカーなど磁気の影響を受ける機器が体内にある患者さんには、残念ながら行うことができません。

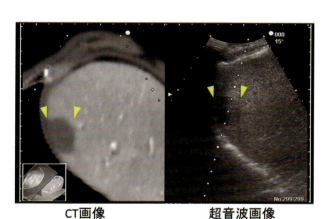

写真 CTと超音波画像を比較しているナビゲーション検査画像。黄矢印部分が肝がん

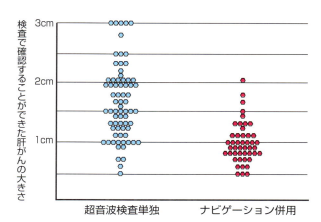

（Okamoto E, et al.AJR 2010 をもとに作図）
図 赤色がナビゲーションを併用することで確認できた肝がん。小さいものが多い

Q ナビゲーションを用いたラジオ波治療の利点は？

A ラジオ波焼灼療法を行う際には、超音波の画面に標的となる肝がんを映し出した状態を保持しながら病変めがけて針を刺していきます。とても小さく超音波で見えづらい肝がん、横隔膜近くや肝臓の端など、超音波の死角になりやすいところにある肝がんは、病変を確実に捉えることが難しく、針を刺す際に針先がずれて病変全体を十分に焼灼できず、治療後の再発が増えたりする危険性があります。このような病変にナビゲーションシステムを用いると、見えにくい病変の位置を正確に把握することができ、確実に治療することができます。

また大きな肝がんの場合、ラジオ波焼灼後に治療ができているか効果判定するためCTなどを撮影すると、焼灼のできていないところが一部残っていることがあります。しかし、超音波だけで治療を追加しなければならない部分を見極めるのは困難です。このような場合もナビゲーションシステムを用いて、効果判定のCTと超音波画像とを比較することで、追加治療が必要な部位へ確実に針を刺し、焼灼することができるようになります。

このように、肝がんに対するラジオ波焼灼療法時にナビゲーションシステムを使用することで、より一層正確に治療することが可能となり、ラジオ波焼灼療法後の再発率の低下や患者さんの予後改善にもつながることが期待されます。

一言メモ

肝がん早期発見のためには、発がんしやすい患者さんに対して定期的に画像検査を行い経過観察することが重要です。B型・C型など肝炎ウイルス感染のある患者さんはもちろんですが、最近は肝炎ウイルス感染のない人からの発がんが増えています。お酒をたくさん飲む人や肥満、糖尿病など生活習慣病がある人で肝機能異常を指摘されたことがあれば、肝臓が傷んでいる可能性があります。一度、肝臓専門医を受診してください。

Q&Aでわかる最新治療

Q 脳梗塞は早期治療で完全に治りますか？

神経内科 水原 亮 医科医員
(現・独立行政法人国立病院機構
舞鶴医療センター)

神経内科 山口 修平 教授

Q 脳梗塞治療は、早いほどいい？

A 脳卒中とは脳梗塞、脳出血、くも膜下出血など脳の血管が原因となる病気の総称です。その中で患者数が最も多い脳梗塞は、脳に栄養を送る血管が血栓（血液の塊）によって詰まることで、手足の麻痺や言語障害をきたします。重症な脳梗塞では後遺症のために、寝たきりになることもあります（写真1）。

脳梗塞は発症後すぐであれば、詰まった血栓を溶かす薬（t-PA）が有効です。しかし、この薬剤は脳梗塞発症から4時間半以内に点滴投与を開始する必要があるため、発症後ただちに救急車で病院に搬送することが重要です。また、受け入れる病院としてもCTやMRI検査を24時間使用できること、脳卒中を専門とする医師が常に対応できること、などの診療体制を整えておく必要があります。出雲市内では、当院と島根県立中央病院がこの治療を実施し、救急隊と連携しながら迅速な対応が可能です。

Q 脳梗塞急性期には、どんな治療をするの？

A 当科はt-PAによる治療を積極的に行っており、年間10～15人の患者さんに実施しています。すべての患者さんに有効とはいえませんが、3人に1人の方で症状の顕著な改善が得られています（写真2）。

t-PAを使用しても症状の改善が得られなかった場合には、脳神経外科に依頼して血管カテーテルを用いて血栓を除去する治療も行っています。発症か

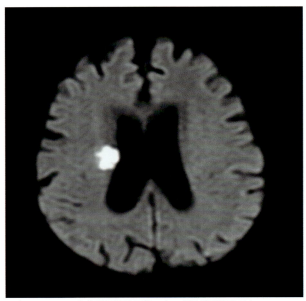

写真1　MRIでの急性期脳梗塞画像。白い部分が脳梗塞です

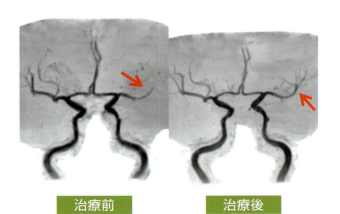

写真2　血栓溶解薬により、詰まった血管の再開通が認められます

らの時間が経過した場合や出血の危険などがあり、t-PAを使用できない場合でも、できるだけ早急に進行や再発予防の治療を開始することで後遺症を小さくできます。さらに心房細動という不整脈が原因で起きる脳梗塞の予防には、新しい作用機序（仕組み）を有する経口抗凝固薬（NOAC）を使用することが多くなりました。NOACは、従来からの抗凝固薬に比べて出血性合併症が少なくなり、用量の細かい調整が不要なため、急性期から使用することで入院期間の短縮にもつながっています。

また、急性期から積極的にリハビリテーションを行うことで、身体機能の改善や入院期間を短縮できます。脳梗塞を発症した方の中には、反応が鈍くなる、もしくはリハビリへの意欲が低下してしまう方もいます。このような場合には、必要に応じて早期からの神経心理検査を行うことで、リハビリへの影響が少なくなるよう対応しています。

Q 出雲地域での救急隊、病院間、脳ドックなどの連携はできている？

A 2006年から当院と出雲消防署が共同でデータの収集、救急隊への脳卒中診断教育を行っています。併せて、脳卒中診断のための評価表を用いた救急患者搬送を開始しました。さらに、病院での最終診断を出雲消防署と情報共有する体制をとっています。

この体制の導入時期である2009年9月〜2010年3月までを前半と後半に分けて、脳卒中正診率（救急隊が現場で脳卒中を正確に疑う割合）を比較したところ、前半時期では58.8％の正診率でしたが、後半時期では70.3％に上昇しました（図）。また、t-PA投与可能な医療機関に搬送される割合にも改善がみられました。このように病院での確定診断を

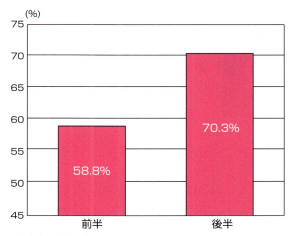

図　脳卒中正診率の向上

救急隊にフィードバックですることで、救急隊の現場での判断力が向上していると考えられます。この試みにより、出雲圏域において脳卒中の患者さんをより迅速に脳卒中診療の可能な病院へ搬送できる体制を構築しています。

入院患者さんに対しては、最適な治療計画の作成、心理士による高次脳機能評価、リハビリテーション、再発予防治療を行っています。さらに回復期リハビリテーション病院と協力し、脳卒中後に患者さんがより効果的なリハビリが受けられるように連携パスを作成し、病院を変わっても一貫した治療が受けられます。

一方、健康な方でも脳血管の状態を調べられる脳ドックが普及しています。1988年に島根難病研究所（現：島根ヘルスサイエンスセンター）で、無症候性脳梗塞や認知症発見を目的とした脳ドックが開設され、脳卒中だけでなく、県民の健康に寄与できる活動を続けています。

一言メモ

- 脳梗塞は早期から治療を開始することで、後遺症を減らすことが可能です。また、発症から早いほど治療の選択肢が増えます。
- 特に、発症から4時間半以内であれば、血栓を溶かす強力な薬の使用が可能で、手足の麻痺や言語障害が急に現れた場合には救急搬送が必要です。
- 医療機関と消防署、救急隊との連携を充実させることで、脳梗塞の患者さんをより迅速に搬送できる体制を構築しています。

Q&Aでわかる最新治療

Q パーキンソン病の最新の治療とは?

神経内科　小黒 浩明　講師

神経内科　山口 修平　教授

Q パーキンソン病の治療は、どのようなものですか?

A パーキンソン病は、脳の中でドパミンを作り出す力が低下して起きる病気です。手足の震え（振戦）、関節が硬くなり、足が前に進みにくくなり、動きのスピードが遅くなり（寡動）、時に動けなくなり（無動）、歩行も障害されます。ドパミンは体を動かすエネルギーの材料となっているためです。そのため患者さんは、家事や仕事、趣味など日常生活でさまざまな活動が難しくなります。パーキンソン病の治療はドパミンの補充が中心です。ドパミンの前駆体であるL-DOPA（エルドパ）を薬で補充することで脳内に達するときに、ドパミンとなります。

そのほかにドパミン受容体の刺激剤、L-DOPAが分解されにくくする酵素阻害剤（MAO-B阻害、COMT阻害）などがあり、最近は新薬としてアデノシン受容体作動剤（イストラデフィリン）、動きの悪いときに注射をして即効性に動きを改善させるアポカイン注射も発売され、治療の選択肢が増えています。振戦、無動、筋固縮の症状改善を目指し、これらの薬を組み合わせて治療を行っています。

Q パーキンソン病の治療の問題点と最新治療を教えてください

A 発症から5～7年が経過すると、L-DOPAの効き目が不安定となることがあります。時間帯により薬効が低下する「ウエアリング・オフ現象」で、急に動けなくなる無動発作と逆に体全体が動きすぎるジスキネジア（くねくねした勝手な動き）を繰り返す「オン・オフ現象」があります。この場合はL-DOPA内服の1回量を少量にして服用回数を多くしますが、しばしば薬剤調整が困難なことがあります。

近年、ドパミンの薬効を安定させドパミン受容体への持続的刺激を目指す治療概念：continuous dopaminergic stimulation(CDS)が提唱されています。CDSの代表が深部脳刺激術：DBS(Deep Brain Stimulation)とデュオドーパです。深部脳刺激術（DBS）は、左右の視床下核という脳の深部にリード線を挿入し、微量な電流刺激を行うことでパーキンソン症状を改善する脳外科手術です。DBSでちょうどいい体の動きになるようにしながら、L-DOPA使用量も減らすことができるようになりました。当院では、2016年にDBSの器械を導入し、脳神経外科による手術を始めています。

すでに他施設で埋め込まれたDBSの調整も当院

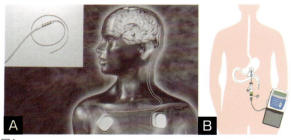

図1
A：深部脳刺激術／DBS(Deep Brain Stimulation)
B：小型の携帯型注入ポンプを用いたL-DOPA配合腸注剤デュオドーパ
　CADD-Legacy® 1400（使用例）
　（スミスメディカル・ジャパン株式会社）

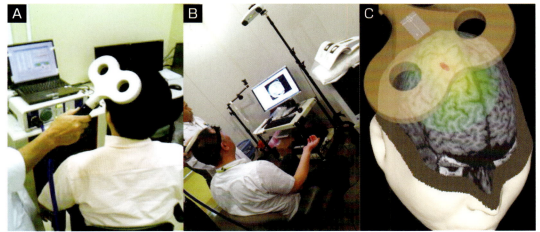

写真　磁気刺激治療装置
A：磁気刺激治療装置。マグスティムラピッドと八の字コイル
B：ニューロナビゲーションシステム
C：刺激部位の空間的位置決め

で行えるようになり、県外の専門施設へ行く必要がなくなりました（図1A）。デュオドーパは小型の携帯型注入ポンプを使って胃瘻から空腸に延ばしたチューブを通して、L-DOPA配合腸注剤を直接16時間持続投与し薬効を安定化させるものです。2016年に国内で保険適用を取得できたことで、この治療を当院でも行えるように準備を始めています（図1B）。

Q パーキンソン病の磁気刺激治療は、その後どのような進歩がありましたか？

A 当院では、磁気刺激治療（rTMS）をパーキンソン病の多くの患者さんに行い運動症状、うつ気分の改善に効果を認めてきました（写真A）。磁気刺激の刺激部位は補足運動野という頭部のてっぺんを刺激しますが、正確に刺激コイルを当てることが、より効果的なため当院ではナビゲーションシステムという立体的な刺激部位確認装置を導入し、正確な刺激治療が可能となりました（写真B、C）。

最近は、パーキンソン病に近い進行性核上性麻痺（PSP）という神経疾患（脳幹が萎縮して目の動きが悪くなり転倒を繰り返します）にも磁気刺激を行っています。PSPの臨床評価スケール（PSPRS）の有意な改善効果を認め、PSPの患者さんにも積極的に治療を導入しています（図2）。

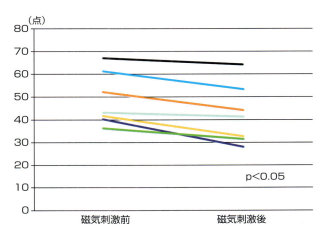

図2　進行性核上性麻痺PSPに対する磁気刺激治療の効果、PSP臨床評価スケール（PSPRS）の変化。
7人のPSP患者さんで磁気刺激治療により症状の平均点が48点から41点まで改善されたということです（点数が少ないほど軽症）。治療が有効であることが実証されています

一言メモ

1. パーキンソン病は神経疾患の中でも、最も治療法が多くあり日々進歩しています。パーキンソン病と診断された場合も安心して当院での治療を続けてください。

2. 時に入院しながらの治療を行う場合もあります。時間と日によって変動しやすい症状に合わせて細かい薬の調整治療を行うことで、入院時に歩けなかった方がスムースに歩けるようになって退院できることを目指しています。

3. 生活動作の改善などには、リハビリテーションが特に有効です。積極的なリハビリテーション治療をリハビリスタッフと連携して行っています。

Q&Aでわかる最新治療

Q 話題の肺がん免疫チェックポイント阻害剤とは？

呼吸器・化学療法内科
津端 由佳里 講師

呼吸器・化学療法内科
沖本 民生 助教

呼吸器・化学療法内科
礒部 威 教授

Q 「免疫チェックポイント」って、何？

A 体の中に細菌などの外敵が侵入すると、人は免疫力でそれを排除します。同じようにがん細胞ができると、やはり免疫力で排除しようとします。その際に活躍するのが細胞障害性T細胞というリンパ球です。しかし、このリンパ球が働き過ぎると外敵だけでなく自身の細胞も攻撃しようとします。

このように免疫が高まり過ぎて自分自身の細胞を傷つけてしまう病気には、1型糖尿病や甲状腺機能低下症（橋本病）などがあります。そのために、人の体の中では免疫が働き過ぎないよう、リンパ球は攻撃対象をじっくりと見て排除するかどうかその都度、確認作業を行っています。このブレーキ機能を「免疫チェックポイント」といいます。一方で、がん細胞は巧妙にこのブレーキ機能を利用して、リンパ球の攻撃から逃れ徐々に増大します。

免疫チェックポイントには多くの分子が知られていますが、今回PD-1という分子が肺がんの治療薬として標的に選ばれました。つまり、肺がん細胞はリンパ球が出しているPD-1という免疫チェックポイントを利用して排除されないようブレーキをかけているので、そのブレーキを外そうと考え開発されたのが、抗PD-1抗体であるニボルマブ（商品名：オプジーボ）やペムブロリズマブ（商品名：キイトルーダ）です。

Q どれくらい効果があるの？

A 日本人に一番多いタイプの肺がんである非小細胞肺がんの患者さんで、これまで抗がん剤を使ったことのない方305人を対象に、免疫チェックポイント阻害剤が開発されるまでの標準治療薬であった抗がん剤（プラチナ製剤を含む2種類を併用）と抗PD-1抗体であるペムブロリズマブの治療効果を比較した臨床試験が実施され、2016年の秋に結果が発表されました。

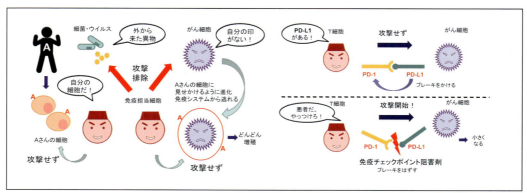

図1　免疫チェックポイント阻害剤の役割

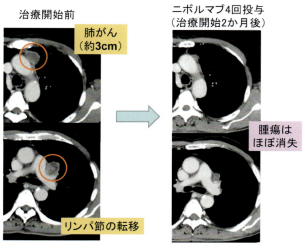

写真　60歳代の男性、肺扁平上皮がん：ニボルマブで腫瘍がほぼ消失しています

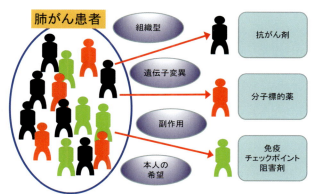

図2　肺がん治療は、患者さんごとに異なります

　その結果、治療でがんが半分以下の大きさまで縮小する人は、これまでの標準治療である抗がん剤で27.8％ですが、ペムブロリズマブを使用した場合は44.8％と、がんを小さくする効果が高いことが証明されました。

　また、ペムブロリズマブの使用は治療開始してから6か月時点での死亡リスクを4割下げるという驚異的な効果がみられ、生存期間の延長が認められました。この結果からペムブロリズマブは2016年12月に肺がんの治療薬として国内でも承認され、保険適用になりました。一方で、これまで抗がん剤の効果がみられなかったり、再発した肺がん患者さんに対しては、ニボルマブという別の抗PD-1抗体が有効であることが証明されました。国内でも2015年12月から保険診療で使用が可能になり、当科でも多くの患者さんに使用しています。

Q どんなタイプの肺がんに効きますか?

A 免疫チェックポイント阻害剤は、乳がんや前立腺がんでよく使用されるホルモン剤、多くのがん腫に一般的に用いられる、いわゆる抗がん剤と並んで、がん薬物療法の3本柱の1つとして非常に期待されています。しかし、残念ながらすべての肺がん患者さんに有効な訳ではありません。

　現時点では、がん細胞にPD-1と結合ができるPD-L1という分子を多く持つタイプの肺がん（非小細胞肺がんの患者さんのうち3割程度といわれています）や、肺がんの中でも「扁平上皮がん」では、有効性が高いことが証明されています。したがって、患者さんがどんなタイプの肺がんであるのかが分からないと治療効果が予測できません。肺がんの領域では、初回診断時や治療の過程で、がん組織を気管支鏡検査や手術で一部採取しPD-L1を持つか、分子標的薬が効く遺伝子変異があるか、詳細に検査を行うことが重要です。

　免疫チェックポイント阻害剤は薬価が高いことから、多用すると医療崩壊につながるのではないか、と心配する声がテレビや雑誌で報道されました。当院では、がん細胞の「顔つき」（組織型）や遺伝子変異情報から精密に治療効果を予測し、適正な医療を実施する「プレシジョン・メディシン」を推進しています。高額な分子標的薬も投与が必要な患者さん、タイミング、治療継続期間を見極めて使用しています。近いうちに新たな薬剤が複数開発・承認される予定であり、ぜひ免疫チェックポイント阻害剤に今後も注目してください。

一言メモ

当科では、免疫チェックポイント阻害剤をはじめとする分子標的治療薬が適応となる患者さんには、十分な説明のもと積極的に治療を行っています。免疫に関連するさまざまな副作用への対策も他科と連携し、安心・安全な医療の提供を心掛けています。国立がん研究センターとも協力し、各種分子標的治療薬の適応の有無を判断するため、検査だけの紹介も広く受けています。関心のある患者さんは、主治医へ相談してください。

Q&Aでわかる最新治療

Q 保存期CKD検査教育入院とは、どのようなものですか?

腎臓内科 江川 雅博 助教

腎臓内科 伊藤 孝史 診療教授

Q 保存期CKD検査教育入院は、どんな方が対象ですか?

A CKDとは、Chronic Kidney Diseaseの頭文字をとったもので慢性腎臓病(以下CKD)のことです。この疾患は、①何らかの腎障害を示唆する検査の異常(尿検査、血液検査、画像検査など)、②推定糸球体濾過値(eGFR)で表される腎機能低下(60 mL／分／1.73㎡未満)が、慢性的に3か月以上持続するものをすべて含んでおり、国内では約1330万人(成人の8人に1人)がCKD患者さんといわれています。

CKDは、進行すれば末期腎不全へ至り、透析療法や腎移植が必要となるだけではなく、心臓・血管疾患の発症の危険が高まることが知られています。このため、早期発見・早期治療が重要であり、その啓発も含めてこのような概念が提唱されました。保存期CKDとは、透析療法や腎移植療法がまだ必要のない段階をいい、この段階の患者さんが保存期CKD検査教育入院の対象となります。

Q 保存期CKD検査教育入院は、どんなことをするのですか?

A 保存期CKD検査教育入院では、次の3つを目的としています。

1. 腎機能を悪化させている要因を明らかにする

腎機能を悪化させる要因は、慢性糸球体腎炎やネフローゼ症候群といった腎臓特有の病気だけではなく、膠原病やがんに関連する病気、糖尿病や高血圧、脂質異常症、高尿酸血症、メタボリック症候群など生活習慣病などがあります。腎機能が悪化した原因を明らかにすることによって、今後の治療方針の決定に役立てることができます。

2. 動脈硬化性疾患の早期発見

前述のように、CKDが進行すれば動脈硬化が進行して、心臓・血管疾患の発症の危険が高まります。そのため入院中に、24時間血圧測定(血圧変動の確認)、心臓超音波検査(心筋梗塞・狭心症の可能性の評価)、頸動脈超音波検査(脳梗塞の危険性の評価)、腎血流超音波検査(腎血管性高血圧の可能性を評価)、脈波伝播速度(下肢末梢動脈疾患の有無)といった動脈硬化性疾患を中心とした検査・評価を行います。治療介入が必要な場合は、それを専門とする診療科へ紹介します。

3. CKDと療養生活に関する知識を深める

医師、薬剤師、栄養士、メディカルソーシャルワーカー、病棟看護師それぞれの専門性を生かした講義・指導を行い、自宅での療養生活に役立つものと考えています。

医師は、CKDと透析療法や腎移植といった腎代替療法の講義を行います。薬剤師は、持参薬だけでなく、CKD患者さんに特化した薬剤指導も行います。栄養士は、CKD患者さんについての栄養指導を2回行い、退院した後も継続した指導を予定しています。メディカルソーシャルワーカーは、CKD患者さんに関する医療費と社会福祉サービスについて集

日にち	／（水）	／（木）	／（金）	／（土）	／（日）	／（月）	／（火）
							会計後、午前退院
入院目的	①腎機能を悪化させている要因を明らかにする　　②動脈硬化性疾患の早期発見　　③慢性腎臓病と療養生活に関する知識を深める						
食事	腎臓病食：塩分6／日の病院食						
検査	●胸部レントゲン検査 ●心電図 ●脈波伝播速度 ●頸動脈エコー	●採血検査 ●尿検査 ●24時間血圧測定	●スクリーニング胸壁エコー ●腎血流超音波			●採血	
医師から説明		●慢性腎臓病とは （集団レクチャー）	●腎代替療法について （集団レクチャー）				●検査結果説明 （入院主治医より）
薬剤師からの説明			●服薬指導				
栄養士からの説明		●個別栄養指導			外泊中の食事内容の記入	●個別栄養指導	
MSWからの説明						●CKD患者さんの医療費と社会福祉サービスについて（集団レクチャー）	
病棟看護師からの説明	●ソルセイブ試験（＊） ●血圧測定の方法					●ソルセイブ試験 ●退院指導	
毎日行うこと	●血圧測定（起床時・眠前） ●体重測定 ●蓄尿（1日量）	●血圧測定（起床時・眠前） ●体重測定 ●蓄尿（1日量）	●血圧測定（起床時・眠前） ●体重測定 ●蓄尿（1日量）			●血圧測定（起床時・眠前） ●体重測定 ●蓄尿（1日量）	
DVD学習							

（＊）CKD患者さんは様々な要因で味覚が低下しており、療養に必要な減塩を味覚に頼って判断していることが多く、ソルセイブ試験は味覚の程度を客観的に評価し療養行動に活かすための試験です

※集団レクチャーは、A4病棟の患者相談室で行います
※DVD学習のためのポータブルDVDプレイヤーは入院当日に貸し出しますので、退院時に返却してください

島根大学医学部附属病院　腎臓内科

表　当院における保存期CKD検査教育入院の日程表

団指導を行います。病棟看護師は、血圧測定指導と減塩に役立つ塩分味覚についてチェックを行います。

入院のメリットは、①CKDに合併しやすい動脈硬化性疾患の検査をまとめて行うこと、②多職種からの講義・療養指導で保存期CKDの療養生活に必要な知識を得ていただくこと、③入院中に腎臓病食の体感によって減塩に慣れていただくこと——これらをまとめて1週間の短期集中で行えるという点にあると考えています（表）。

Q 多職種で取り組む理由は、何ですか？

A CKD治療には、CKDの原因に対する治療に加えて、生活習慣の改善、食事療法、高血圧や糖尿病、脂質異常症、高尿酸血症、貧血、骨・ミネラル代謝異常、カリウム・アシドーシス（体に酸が溜まる）の是正など多岐にわたり集学的な治療が必要となります。また身体的側面だけではなく、医療費や社会福祉サービスなど社会的側面についても知っておく必要があります。患者さんの数も多く腎臓専門医だけの取り組みでは診療は困難となります。そこで、各部門（医師、薬剤師、栄養士、メディカルソーシャルワーカー、病棟看護師）が患者さんごとの病状に応じて、それぞれの専門性を生かした療養指導を行い、連携をとりながら診療を行っており、多職種によるチーム医療を実践しています（図）。各部門で作成した資料などを利用し、丁寧な療養指導を十分な時間をとって行います。

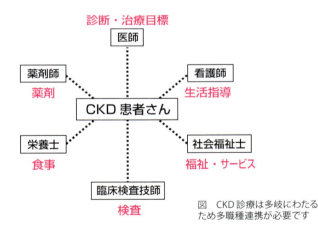

図　CKD診療は多岐にわたるため多職種連携が必要です

一言メモ

- CKDの進行は末期腎不全に至り、透析療法や腎移植が必要となるだけではなく、心臓・血管疾患の発症の危険が高まります。
- CKDの進行抑制のため、早期発見・早期治療が必要です。
- 腎臓内科では、①腎機能を悪化させている要因を明らかにする、②動脈硬化性疾患の早期発見、③慢性腎臓病と療養生活に関する知識を深める、を目的とした多職種連携による保存期CKD検査教育入院を実施しています。

Q&Aでわかる最新治療

Q 不整脈で脳梗塞になるって、本当ですか?

循環器内科 朴 美仙（ぱく みそん） 医科医員

Q 不整脈と脳梗塞に関係があるのですか？

A 脳梗塞とは、脳の動脈が詰まり脳がダメージを受けることで手足の麻痺やしゃべりにくいなどの障害が出てくる病気です。心臓から血液の塊である血栓が飛んで脳の動脈が詰まることを、特に心原性脳塞栓といいます。血栓が飛んで詰まることから塞栓という言葉が用いられます（図）。

心原性脳塞栓は、心房細動という不整脈と関係しています。心房細動は心臓の左心房から不規則な電気的信号が出て、脈拍が不規則になります。心房細動になると左心房の流れがよどみ、血液が固まりやすくなる結果、血栓ができてしまいます（写真1、2）。心原性脳塞栓は、心臓から血栓が飛ぶために比較的大きな脳の動脈が根元から詰まることが多く、半身麻痺や意識障害などの重篤な症状を引き起こします。

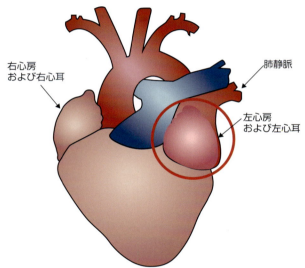

図　左心房シェーマ。赤で囲った部分が左心房です

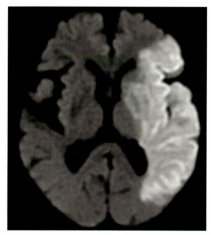

写真1　心原性脳塞栓の頭部MRI画像。白く光っている部分が脳梗塞です

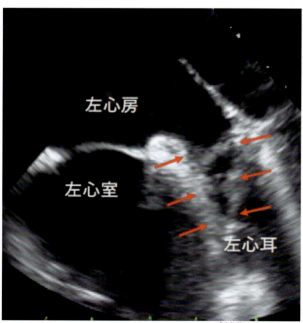

写真2　左心耳内血栓画像。赤矢印で示した部分が左心耳。左心耳の中にある白い構造物は血栓です

Q 心原性脳塞栓を予防するためには、どうしたらいいですか？

A 年齢を重ねるにつれて、高血圧症、糖尿病など、いわゆる生活習慣病によって動脈硬化が起こりますが、動脈硬化のみならず心房細動も起こりやすくなります。まず、これらの病気をしっかりコントロールすることが大切です。心房細動が起こると、血液がよどんで固まるのを防ぐために、血液をサラサラにする抗凝固薬を飲む必要があります。高齢者（75歳以上）や次に示す疾病者が心房細動になると、脳梗塞を発症しやすくなります。

- 心臓病
- 高血圧症
- 糖尿病
- 脳梗塞を起こしたことがある

（ただし必ずしも全員ではありません）。

心房細動には大きく分けて、普段規則正しいリズムであるのに突然発作的に起こる発作性心房細動と、常に心房細動が続く持続性心房細動があります。

脳塞栓になる確率は、発作性と持続性を比べてもほぼ同等であり、発作性だからといって抗凝固薬を飲まなくてもいいわけではありません。また、必ずしも元の規則正しいリズムに戻す必要はなく、リズムが不規則であっても脈拍が正常（50〜100回／分）範囲内にあり、動悸などの症状がなければ抗凝固薬だけで様子をみることができます。

Q 心房細動の治療には、どんなものがありますか？

A 抗凝固薬は血液をサラサラにしますが、裏を返せば血液を固まりにくくする、つまり出血の可能性が出てきます。そのため、以前に消化管出血や脳出血などの病気をしたことがある人、血液をサラサラにするほかの薬をすでに服用している人などは、抗凝固薬を追加して飲むことによって出血しやすくなる危険性があり、注意が必要です。

心房細動といわれた場合には、必ず以前かかった病気や現在飲んでいる薬をチェックした上で、かかりつけ医に相談すると良いでしょう。心房細動ではリズムが不規則であるために、ときどき強い動悸や不快感、めまいなど生活に支障をきたすような症状が出ることがあります。その場合は、リズムを整える薬である抗不整脈薬の適応となります。命にかかわるケースでは、電気的除細動（電気ショック）によって、心房細動を停止させることもあります。

抗不整脈薬が使いにくい、あるいは制御しがたい強い症状が出る心房細動、特に発作性心房細動の場合には、心房細動自体を根本的に治療するカテーテルアブレーションの良い適応です。これは、足の付け根の血管を介して特殊なカテーテル（細い管）を心臓内部まで入れ、不整脈を起こしている部分を探し出し、その部分を焼灼し治療するというものです。カテーテルアブレーションは患者さんにかかるストレスも少なく、非常に優れた治療法で年々その数は増えています。

一言メモ

- 心房細動では血栓を作るリスクがあり、心原性脳塞栓の原因となります。
- 脳塞栓を予防する目的で、抗凝固薬を飲む必要がある場合もあります。
- 抗凝固薬や抗不整脈薬を飲む際には、それぞれの効果と副作用を知っておく必要があり、かかりつけ医への相談をお勧めします。
- めまいや動悸などの心房細動による症状がある場合、特に発作性心房細動の場合にはカテーテルアブレーションによる根本的治療の適応となります。

Q&Aでわかる最新治療

Q 下肢静脈瘤に対する血管内レーザー治療って、どんな治療？

皮膚科 新原 寛之（にいはら ひろゆき）講師

Q 下肢静脈瘤って、どんな病気？

下肢静脈瘤は、下肢の表在静脈や深部静脈が静脈弁不全を起こし、表在静脈の血管拡張と静脈血逆流が生じる病気です。初発時は無症状でも、病気が進行すると、下肢の倦怠感（けんたいかん）、こむら返り、かゆみ、疼痛（とうつう）、足底灼熱感（そくていしゃくねつかん）などの不快な下肢症状が現れ、重症になれば下腿潰瘍（かたいかいよう）を生じて患者さんの生活の質が極めて悪化します。下肢の血管が瘤（こぶ）のように浮き出ていることがサインとなりますが、まれに目立たないケースもあります。

国内では中高年の15〜20％の方が、下肢静脈瘤を患っていることが疫学調査から分かっており、下肢の不快な症状の原因である可能性が高いといえます。

Q 血管内レーザー治療って、どんな治療？

下肢静脈瘤に対して、これまで全身麻酔や脊椎（せきつい）麻酔下での下肢表在静脈抜去術が行われてきました。この治療には数日間の入院が必要でした。近年、半導体レーザーが保険適用になり、静脈瘤の治療に使用され始めました。当院では2016年4月から術後合併症が少なく、安全に治療できる波長1470 nm（ナノメートル）半導体レーザーを導入しています。

レーザー治療は、静脈の周囲を局所麻酔した後、

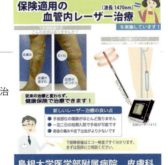

図 下肢静脈瘤血管内レーザー治療の紹介

逆流のある静脈に光ファイバー（レーザー端子）を挿入し、レーザー光により弛緩（しかん）拡張した静脈を熱凝固して静脈血逆流を止める治療法です。従来の静脈抜去術と比較して入院日数が1泊2日に短縮でき、手術時間も抜去術の約半分の時間で済み、患者さんの負担が大幅に減っています。

当科は、島根県で唯一常設の血管内レーザー治療機器を持ち、島根県初の血管内レーザー治療指導医の有資格医師が対応します。これまでに約120例のレーザー治療を行い、特に大きな術後合併症はみられていません。下肢静脈瘤は手術で改善できる病気なので、症状から静脈瘤が疑われる場合は当科受診をお勧めします。

一言メモ

当科では、特定遺伝子検出による迅速診断を心掛けており、安価、簡便、迅速に目的遺伝子が検出できるLAMP法を臨床応用しています。LAMP法は、検体採取後、約2時間以内で結果が判明できるため、実際の臨床で有用です。

これまで、リケッチア感染症、ヘルペス感染症、カルバマゼピン、アロプリノールなどによる薬剤アレルギー感受性遺伝子検出で、すでに実績があります。今後は、重症熱性血小板減少症候群（SFTS）、サイトメガロ感染症などのヘルペス感染症などにも応用していきます。

Q 食物アレルギーは、血液検査で診断できますか？

皮膚科 **千貫 祐子**(ちぬき ゆうこ) 講師

Q 一般的に行われている食物アレルギーの血液検査とは？

A 食物アレルギーは、ある特定の食物抗原（アレルゲン）に対して、体が IgE 抗体という、アレルギーを起こすタンパク質を作ることで起こります。食物を食べたときにアレルゲンと IgE 抗体が反応して、ヒスタミンという物質ができ、じんましんやかゆみ、ひどい場合はショックを起こします。

食物アレルギーを診断するための血液検査については、アレルゲン特異的 IgE 検査が保険適用にて使用され、卵、ミルク、小麦など 80 種類以上の食物に対するアレルギーを調べることができます。特に、当科で開発した小麦アレルギーの IgE 検査（ω-5 グリアジン特異的 IgE 検査）は診断性能が高く、世界中で利用されています。しかし、アレルゲン特異的 IgE 検査法は、一般的に診断性能がさほど高くないのが現状です。アトピー性皮膚炎の患者さんでは IgE 検査が陽性となっても、実際にはアレルギーを起こさない場合も少なくありません。

Q 当科で行っている食物アレルギーの血液検査とは？

A 当科では、アレルゲン特異的 IgE 検査の診断性能を補う目的で好塩基球活性化試験(こうえんききゅうかっせいか)（CD203c 発現測定）という検査を臨床研究として行っています。好塩基球活性化試験は、食物アレルギーに関係

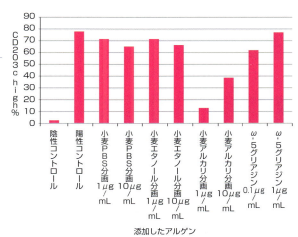

図　好塩基球活性化試験の結果の例
50 歳代男性。小麦製品を摂取後にじんましんを生じた患者さんのデータです。患者さんの白血球にいろいろな種類の小麦タンパク質を添加した結果、ω-5 グリアジンが原因の小麦アレルギーであることが分かりました

する白血球に対して、食物抗原を添加することによって、白血球が活性化する状態（アレルギーが起こる状態）を数値化して判定するものです（図）。簡単にいいますと、血液で行う食物負荷試験です。

実際の負荷試験では、じんましんやショックが起こる危険性がありますが、好塩基球活性化試験にはそのような危険性がなく、安全性の高い検査といえます。この検査は保険適用外で、現在のところ皮膚科の研究目的で行っており、この検査に関しての患者さんの自己負担はありません。

一言メモ

- 食物アレルギーのその他の診断方法として、皮膚テストや負荷試験も行っています。
- 皮膚テストは、微量のアレルゲンを腕または背中の皮膚に刺入し、皮膚でアレルギー反応を確かめるものです。
- 負荷試験は、被疑食品を食べてもらい、実際のアレルギー症状を確かめるものです。じんましんやショックが起こる可能性があります。

Q&Aでわかる最新治療

Q あざやしみは、レーザー治療で治りますか？

皮膚科 千貫 祐子（ちぬき ゆうこ） 講師

Q どんな、あざやしみが治療の対象になりますか？

A 治療の対象となるあざやしみには、おおまかに「茶色や黒色」の色素沈着症と「赤色」の血管性病変の2つがあります。当科には、治療のためにQスイッチルビーレーザーと色素レーザーを設置しています。

Qスイッチルビーレーザーは、茶色や黒色のあざやしみの原因となるメラニンという黒い色素や、メラニンを有する細胞を選択的に破壊します。色素レーザーは、血管中のヘモグロビンという赤い色素に吸収されて血管を破壊するので、赤あざが改善します。

保険診療でレーザー治療ができる疾患として、Qスイッチルビーレーザーには、太田母斑（おおたぼはん）（主に額にみられる青灰色のあざ）、異所性蒙古斑（いしょせいもうこはん）（おしり以外の蒙古斑）、外傷性刺青（がいしょうせいしせい）（傷に異物が入ってしみとなったもの）、扁平母斑（へんぺいぼはん）（茶褐色のあざ）があります。色素レーザーには、単純性血管腫（けっかんしゅ）（盛り上がりのない赤あざ）、苺状血管腫（いちごじょう）（盛り上がりのある赤あざ）、毛細血管拡張症があります。

いずれも数回のレーザー照射が必要で、治療期間は数か月〜2年です。皮膚が薄い乳幼児の方がレーザー治療に反応しやすく効果が期待できるため、生後数か月から照射を開始しています。紫外線による光老化である老人性色素斑は保険適用外で、自費診療となります。小さなものなら1回の照射で改善しますが、大きなものでは数回の照射が必要です。

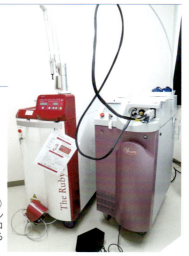

写真 メラニン（色素沈着症）を標的とするQスイッチルビーレーザー（左）、ヘモグロビン（血管腫）を標的とする色素レーザー（右）

Q レーザー治療は痛くありませんか？

A Qスイッチルビーレーザー、色素レーザーとも、照射の際はある程度の痛みを伴います。小さな病変では照射時間が短いため、耐えられる程度の痛みですが、大きな病変や部位によっては痛みを強く感じることもあり、事前に麻酔薬を塗ってから照射しています。麻酔薬を塗ってから照射すると、痛みはかなり軽減します。

一言メモ

皮膚科で治療している代表的な病気

湿疹（しっしん）、アトピー性皮膚炎、接触皮膚炎、食物アレルギー、あざやしみ、下肢静脈瘤（かしじょうみゃくりゅう）、皮膚良性腫瘍（しゅよう）、皮膚悪性腫瘍、乾癬（かんせん）、水疱症（すいほうしょう）、感染症、褥瘡（じょくそう）など。皮膚悪性腫瘍のうち、悪性黒色腫（こくしょくしゅ）については、センチネルリンパ節生検も行っています。また、無駄毛の対策として、自費診療によるレーザー脱毛を行っています。

Q 新生児マススクリーニングとは、何ですか？

小児科
やまぐち せいじ
山口 清次
特任教授

子どものこころ診療部
はせがわ ゆき
長谷川 有紀
講師

小児科
こばやし ひろのり
小林 弘典
助教

小児科
やまだ けんじ
山田 健治
助教

Q 新生児マススクリーニングにおける検査とは？

A 新生児マススクリーニングとは、赤ちゃんを対象に行っている障害発生予防のための事業です。病気の中には、生まれたときは普通であっても、気づかずに放置していると、やがて精神発達遅滞などの症状が出てくるような生まれつきの病気があります。このような病気を生まれて間もないうちに見つけて、治療し、障害が出ないようにするものです。

病気を見つけるための検査ですが、「写真」に示すように、赤ちゃんからの少量の血液を専用のろ紙に染み込ませて、自治体の指定した検査施設に郵送します。検査施設で検査が行われ、病気が疑われる場合は、生まれた病院と連絡をとって家族に伝えます。そして専門の小児科医のいる病院で、お子さんが本当に病気かどうかを詳しく検査します。病気と判明したら障害を予防するための治療を開始します。

国内では1977年からこの事業が始まり、これまで国内で出生した赤ちゃんは、全員がこの検査を受けています。赤ちゃんに負担がかからない検査ですが、お産の前に、両親に検査の方法や意義を説明して同意を得てから検査を行っています。この事業のおかげで、これまでに1万人以上の小児が障害から守られたといわれており、とても大切な検査です。

検査の対象は、放置すると重大な健康被害の出る病気、無症状のうちに見つけられる病気、治療法が確立していて障害が予防できる病気、あるいは診断の精度が高くて安価な検査法のある病気など、要件を満たすものに限られています。

現在、甲状腺機能低下症や副腎皮質過形成という内分泌疾患、アミノ酸・有機酸・脂肪酸・ガラクトース血症などの先天代謝異常疾患で計25種類（島根県の場合）の病気が対象となっています。

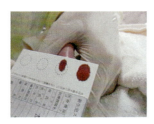

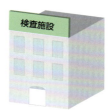

写真　赤ちゃんのかかとからの採血

一言メモ

病気を見つけるための検査法：タンデムマス法

新生児マススクリーニングは1977年から始まりましたが、当初の対象疾患は6種類だけで、ガスリー法という検査法が使用されていました。国内では2014年からガスリー法の代わりにタンデムマス法が導入されました。

タンデムマス法が使用され、1回の検査で20種類以上の病気を検査でき、その分多くの小児を障害から救うことができるようになりました。

タンデムマス法の研究は、島根大学小児科が全国をリードしてきました。

Q&Aでわかる最新治療

Q 小児がんの治療は、どこまで進みましたか？

小児科 竹谷 健 教授

Q 小児がんとは？

A 小児がんとは、15歳未満の子どもがかかるがんのことで、白血病、脳腫瘍、神経芽腫、骨肉腫などが代表的な病気です。

大人のがんとの違いを「表1」に示しています。小児がんは、血液や脳、筋肉、骨にがんができやすく、がんが見つかったときには転移していることが多いのが特徴です。

また、小児がんに対しては、検診がなく、早期に診断することはできません。さらに、喫煙などの外的要因で、がんが発症することは少ないため、小児がんを予防することは困難です。小児がんは治りにくい、悲劇的な病気に思われるかもしれません。しかし、実際は、抗がん剤がよく効くために、大人よりも治りやすい病気です。

Q 小児がんは、治るようになってきましたか？

A 国内では、年間約2500人の子どもたちが、がんにかかっています。しかし、死亡率を見てみると、1960年当初は、年間2000人前後の子どもたちが亡くなっていましたが、現在では年間500人前後にまで減っています。

小児がんで最も多い、急性リンパ性白血病の5年生存率（図）は、1960年代では、10人中1人しか助かりませんでしたが、2000年以降では、10人中9人が病気を克服して助かるようになりました。その主な要因は次の3点です。

1. グループ研究による臨床試験

小児がんは、病気の種類や重症度が多岐にわたる

	子ども	大人
がんができやすい場所	血液、リンパ、脳 筋肉、骨	肺、胃、大腸、乳房 前立腺、子宮
転移	多い	少ない
スクリーニング検査	なし	あり
早期診断	まれ	可能
予防	困難	予防可能（喫煙など）
抗がん剤の効き目	良く効く	あまり効かない
治りやすさ	治りやすい	治りにくい

表1　子どもと大人のがんの違い

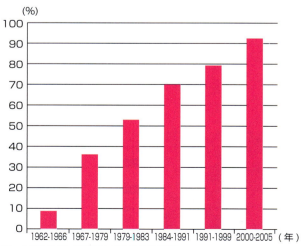

図　小児急性リンパ性白血病の5年生存率

ため治療内容も異なります。したがって、小児がんの子どもたちに最善の医療を提供するために、全国の小児がんの診療に携わる病院が一緒になって（グループ研究）、新しい治療の開発（臨床研究）を行っています。

2. 診断・治療の進歩

診断については、顕微鏡を使って調べる検査（病理検査）だけでなく、遺伝子や染色体を用いて、より正確な診断を行っています。治療に関しては、抗がん剤による治療（化学療法）、手術、放射線治療の進歩だけでなく、患者さんごとに適した治療（層別化治療）を行っています。

3. 支持療法の進歩

支持療法とは、がんそのものに伴う症状や治療による副作用に対しての予防あるいは、症状を軽減させるための治療のことをいいます。

大人と同様に、栄養管理や感染対策、抗がん剤の副作用対策などが進歩しただけでなく、病院での生活の充実(院内保育士や院内学校)やプレパレーション（検査や治療について子どもたちに分かりやすい方法で説明し、不安や恐怖を予防・緩和すること）の導入により、子どもたちが病院生活の中で目標や楽しみを持ってつらい治療を乗り越えることができるよう心掛けています。

Q 晩期障害と治りにくい小児がんとは？

A 治るようになってきた小児がんですが、2つの問題点があります。

晩期障害

晩期障害とは、がんの治療が終わった後に発生する生活と健康への悪影響のことです。

具体的には、「表2」に示した通り、抗がん剤や

1.	内分泌	低身長、肥満、不妊
2.	心臓、肺	心不全、不整脈、肺線維症
3.	腎臓	腎不全
4.	消化管	慢性下痢、栄養障害
5.	中枢神経系	認知機能障害、脳梗塞
6.	視覚、聴覚	白内障、難聴、耳鳴り
7.	歯	虫歯、歯の形成不全
8.	筋骨格系	骨の変形、大腿骨頭壊死
9.	心理社会的問題	日常生活への環境整備の不足 こころの問題（再発の不安など） 保育・学校・就職の難しさ 医療費、保険

表2　晩期障害

手術、放射線療法によって、さまざまな臓器に障害が出ることです。また、苦しい治療により精神的なダメージを受けたり、がんになったために生命保険への加入が難しいなどの心理社会的問題が生じています。

治りにくい小児がんへの対策

小児がんの子どもたちは治るようになってきましたが、現在でも、1年間に約500人の子どもたちが苦しい治療を受けたにもかかわらず、治療が効かなかったり、いったん良くなった後に再発したりして、亡くなっています。この治りにくい小児がんの子どもたちを救うことが最も大きな課題です。

一言メモ

1. 小児がんは診断・治療の進歩、支持療法の進歩によって治るようになってきました。
2. 晩期障害や治りにくいがんへの対策という課題が残っています。すべての小児がんの子どもが晩期障害なく治癒することが私たちの使命です。
3. すべての小児がんの子どもたちと家族が、治療中も治療後も目標と楽しみを持って生活ができるために、誠心誠意取り組んでいます。

Q&Aでわかる最新治療

Q 直腸がんにおける究極の肛門温存手術とは?

 消化器外科
山本 徹
助教

 消化器外科
百留 亮治
助教

 消化器外科
平山 昴仙
助教
(現・独立行政法人国立病院機構長崎医療センター)

 消化器外科
谷浦 隆仁
医科医員

Q 直腸がんと言われましたが、どんな手術をするのですか?

A 直腸がんの手術は、肛門を残す「括約筋温存手術」と、肛門を残さない「直腸切断術」の2つに大きく分けられます（図1）。『大腸癌治療ガイドライン医師用2016年版』（大腸癌研究会2016）では、がんが直腸の口側（上部直腸）にある場合は、がんの下端から3cm以上、直腸の下側（下部直腸）にある場合は、がんの下端から2cm以上の距離をとって直腸を切ることが推奨されています。そのため、直腸の下の方にがんがある場合は、肛門を残すことが難しくなります。

さらに、リンパ節転移の可能性を考えて、リンパ節を取り除く手術（リンパ節郭清）も合わせて行います。リンパ節は、がんが存在する腸の近いところから3つの領域（腸管傍リンパ節、中間リンパ節、

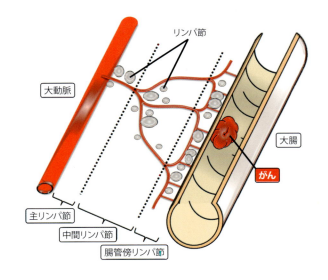

図2　D3リンパ節郭清のイメージ

主リンパ節）に分けられており、当院では、それらすべてを取り除く手術（D3リンパ節郭清）を基本の手術として行っています（図2）。

Q 人工肛門になってしまいますか?

A 直腸がん手術は、がんの位置から距離をとって、直腸を切除しなければならないため（前述参照）、従来は、肛門に非常に近い直腸がん（がんの下端が肛門から4～5cm以内）に対しては、肛門も合わせて切除し、永久的な人工肛門を作る手術（直腸切断術：マイルス手術）が行われてきました。

そのために近年、永久の人工肛門にならないために、肛門を締める筋肉（肛門括約筋）の内側の筋

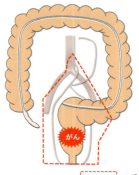

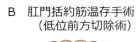

図1　直腸がん手術の模式図

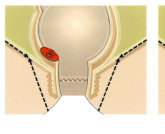
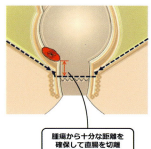

A 直腸切断術　　B 括約筋間直腸切除術（ISR）

腫瘍から十分な距離を確保して直腸を切離

図3　直腸切断術（A）と括約筋間直腸切除術（ISR、B）の違い

肉（内肛門括約筋）だけを切除して、外側の筋肉（外肛門括約筋）を残す手術（括約筋間直腸切除術 intersphincteric resection:ISR、図3）が開発されました。この手術は「究極の肛門温存手術」として広まってきており、当院でも積極的に取り組んでいます。

ただし、この手術は、大腸と肛門を手作業で吻合するため、一時的な人工肛門を作り、吻合部が完全につながるまで休ませる必要があります。通常3か月から半年で、人工肛門を閉鎖する手術を行います。

手術の方法は、お腹を大きく切る手術（開腹術）と腹腔鏡というカメラを使って小さな傷で行う手術（腹腔鏡手術）があります。当院では、積極的に腹腔鏡手術を取り入れ、現在では、緊急手術以外の大腸がん手術では、90％以上の方に腹腔鏡手術を行っています。

Q 肛門を残す手術には、デメリットがありますか？

A 括約筋間直腸切除（ISR）は、肛門からの排便ができるようになるといった大きなメリットがある半面、1日に何度も便意を感じてトイレに行ったり（頻便）、ちょっとくしゃみをした程度で便が出てしまったり（便失禁）といった肛門機能低下の可能性があります。これらは、直腸の下端が切除されることと、肛門の内側の筋肉（内括約筋）を切り取ることが原因で起こります。通常は、1年程度で改善が認められますが、残念ながら肛門機能低下が改善せずに残ってしまう場合もあります。また、睡眠中に少量の便が漏れることもありますが、パッドを使用することで安心して睡眠をとることが可能となります。

直腸がん手術全般にいえることですが、直腸の周りにある尿を出す機能をつかさどる自律神経が障害されることによって起こる「排尿障害」、勃起や射精をつかさどる自律神経が障害されることによる「性機能障害」を生じることがあります。もしも、障害が認められた場合は、当院の泌尿器科とともに治療にあたります。

直腸がん手術では、再発リスクを抑えるため、がんを完全に取り切ることが最大の目的になります。そのため、すべての方に括約筋間直腸切除術（ISR）を実施できるわけではありません。術後の生活の質を可能な限り落とさずに、さらに、がんという病気に対して安心した生活を送るために、どのような手術や治療が良いかを担当医とよく相談することが大切です。

一言メモ

1. 最近は、肛門を切除しない手術が多くなっています。
2. 予防的に人工肛門を作らなければならないことがありますが、一時的（3～6か月）なものです。
3. 人工肛門となった場合には、専門看護師（WOCN：wound, ostomy and continence nurses、当院は2人）による丁寧なサポートが受けられます。
4. 肛門を残しても、100％肛門機能が残るわけでなく、何らかの障害を生じる可能性があります。
5. 大腸がん治療や人工肛門に関することで不安があれば、当院外科外来に相談してください。医師および専門看護師がサポートします。

Q&Aでわかる最新治療

Q 膵臓疾患特殊外来では、どんなことを行うのですか?

肝・胆・膵外科　川畑 康成（かわばた やすなり）講師

肝・胆・膵外科　田島 義証（たじま よしつぐ）教授

Q 膵臓は体の中で、どんな役割をするのですか?

A 膵臓（すいぞう）は、胃の続きの十二指腸に左側からつながる長さ約20cm（厚みや幅が約3cm）の臓器です。膵臓の前には、胃がのれん状に覆いかぶさるので、カメラや腹部超音波検査が困難な臓器です（図1）。症状も胃の痛みや背骨の痛みと誤解されやすい場合があります。膵臓の役割は、大きく2つあります。

1つ目は、食べ物を消化する消化液（膵液）を産生して十二指腸に送り出す働きをします（外分泌機能といいます）。約700ml／日程度産生されます。食べ物は膵液で消化されて、栄養が吸収されます。

2つ目は、ホルモンを産生して血液中に分泌する（内分泌機能）働きをします。膵臓で作られるホルモンの代表は、インスリン（血糖を下げる働き）とグルカゴン（血糖を上げる働き）です。食物の中の糖分は吸収されて、インスリンやグルカゴンの作用で体のエネルギーに使用されます。

Q 膵臓疾患とは、どんなものですか?

A 1. 膵臓がん

膵臓にできるがんで難治性悪性腫瘍（しゅよう）の代表です（2016年、死亡者数第4位）。消化液を流す管（くだ）（膵管）の上皮細胞から発生します。食後の心窩部痛（しんかぶつう）（みぞおちの痛み）、下痢、黄疸（おうだん）、糖尿病の発症などが症状として一般的ですが、無症状の場合も多く認められます。タバコ、高度肥満、膵がんの家族歴、慢性膵炎、膵嚢胞（すいのうほう）、膵管内乳頭粘液性腫瘍などが危険因子とされています。

膵がんの外科治療法に関して、当科では独自の膵がん手術法を考案し、高い切除率と良好な治療成績

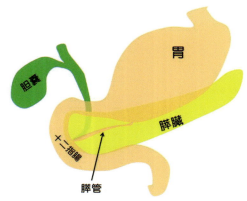

図1　膵臓の図

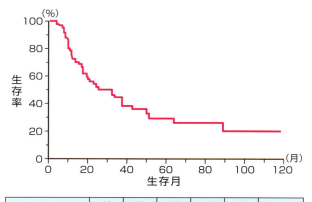

	1年	2年	3年	4年	5年	生存中央値
膵がん切除例（100例）	69.8%	50.4%	41.4%	34.2%	29.2%	24.8か月

図2　膵がんの治療成績
膵がんに対する膵切除術（膵全摘出、膵頭十二指腸切除術および膵体尾部切除術）の治療成績

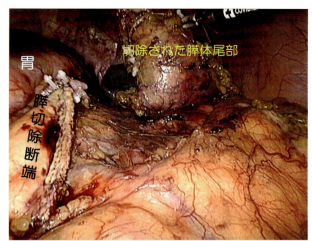

写真 完全腹腔鏡下膵体尾部切除術。内視鏡外科技術認定医による腹腔鏡下膵切除術が可能です

をあげています。国内外から高く評価され、かつ国内有数の膵がん手術施設として認知されています（図2）。国内でも限られた膵臓の腹腔鏡手術（ふくくうきょうしゅじゅつ）の認定施設でもあります（写真）。

2．膵嚢胞性腫瘍（膵管内乳頭粘液性腫瘍 IPMN）

膵臓にできる嚢胞には、腫瘍性膵嚢胞というものがあります。膵液を十二指腸へと流す膵管の粘膜に粘液を作る腫瘍細胞ができ、この粘液が膵内に溜（た）まって袋状に見えるものが「腫瘍性膵嚢胞」です。その中でも、最も多いのが膵管内乳頭粘液性腫瘍（通常 IPMN といいます）。3cm 以上の大きなものは手術適応となります。また、膵がんが併存している場合もあります。

3．膵神経内分泌腫瘍
（Neuroendocrine tumor：膵NET）

膵臓のホルモン産生細胞から発生する腫瘍です。まれですが、6人／10万人と近年増加しています。ホルモンを産生する腫瘍（機能性腫瘍）とホルモンを産生しない腫瘍（非機能性腫瘍）があり、大部分は無症状でCT検査や腹部超音波検査で発見されます。転移や再発するため、診断が確定されれば手術適応となります。

4．慢性膵炎

多くはアルコールの多飲が原因で発生します。腹痛や下痢、糖尿病の発症が主な症状です。40〜50歳代の働き盛りの男性に多く、膵臓の中に石（膵石）が存在することで診断が可能です。治療が遅れると、難治性疼痛（とうつう）（頑固な痛みで日常生活が困難となる）、体重減少、糖尿病の悪化、膵臓がんの発生など予後が不良となります。

5．その他

急性膵炎、糖尿病、膵胆管合流異常、膵臓手術後などがあります。

Q 膵疾患特殊外来では、どんな診察が受けられますか？

A 外来の特徴は、経験豊富な医師が、各分野の専門医と協力して診察から検査、治療に至るまでを総合的に行っていることです。

診察は、肝胆膵外科高度技能指導医が初診を行い、検査が必要な場合は、CT・MRI検査で膵臓のどの部位に問題があるかを判断します。問題部位が悪性か否かは内視鏡専門医による細胞検査を行います。悪性腫瘍では、広がりを診断するためにPET検査を加える場合があります。糖尿病のコントロールや膵臓に対する特別な栄養指導は、糖尿病専門医の診察や栄養士の直接指導を受けることが可能です。

また、ほかの病院ですでに治療を受けている方の治療法の相談（セカンドオピニオン）や膵臓の健康診断、精密検査の希望にも対応しています（紹介状が必要です）。

一言メモ

- 膵臓は沈黙の臓器と呼ばれ、症状が出にくいことが特徴です。気になる方は早めに病院を受診しましょう。
- 島根県下で唯一の膵臓疾患を専門に診療する病院です。
- 早期発見・早期治療が膵臓病克服の近道です。
- ほかの病院で治療困難・手術不能と診断されても、治療可能な場合もあります。積極的な治療を希望される方は相談してください。

Q&Aでわかる最新治療

Q 子どもの手術 ──傷痕が残らないようにできますか？

小児外科 久守 孝司（くもりこうじ） 講師

Q 手術に傷痕は付きものなの？

A 体の内部の病気を治すために手術をすると、傷痕（きずあと）が残るのが普通です。私たちは、一生残る手術の傷痕は、少しでも小さく目立たない方が良いと考え、傷痕が見えなくなるような工夫をしてきました。傷をできるだけ小さくして、傷痕が下着に隠れるような位置になるように心掛けてきました。

しかし、傷痕を隠すのではなく、傷痕のない手術が理想と考え、現在は「傷痕の残らない手術」に取り組んでいます。

Q 傷痕が残らない手術ができるの？

A 傷痕の残らない手術は、以下の方法で行います。

①臍（へそ）の中の傷だけで手術を行う
　臍の中の傷は、傷痕が臍の中のしわの1つになるため、傷痕とは認識できなくなります。

②臍以外の傷の場合は、傷の長さを2mm以内にする
　長さが2mm以内の傷は、傷痕とは認識できません。

③大腸の手術であれば、肛門から腸を引き出して行う
　腸の切除を肛門からするので、切除した腸を取り出す傷が必要ありません。

これらの多くは、腹腔鏡（ふくくうきょう）や胸腔鏡（きょうくうきょう）を併用しますが、新生児（生後30日まで）の手術を中心に、開腹手術で行うこともあります。

Q 急性虫垂炎や、ほかの緊急手術でもできるの？

A 緊急手術を必要とする最も頻度（ひんど）の高い病気の1つである急性虫垂炎は、傷痕の残らない手術ができる代表的な疾患です。炎症が軽い場合だけでなく、虫垂が穿孔（せんこう）（虫垂の壁に穴が開いていること）して腹膜炎を起こしていたり、虫垂の周囲に膿（うみ）が溜まっているような、進行した場合でも可能です。臍の傷だけで手術を行っているため、認識できる傷痕がなく、手術をしたことが全く分かりません（写真1）。

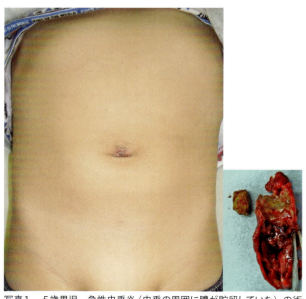

写真1　5歳男児。急性虫垂炎（虫垂の周囲に膿が貯留していた）の術後の傷と取り出した虫垂

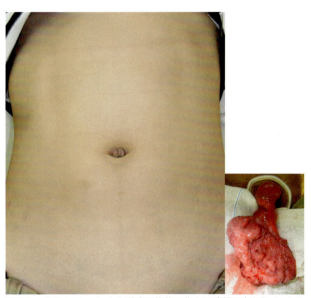

写真2　9歳女児。メッケル憩室の術後の傷と切除前の大きなメッケル憩室

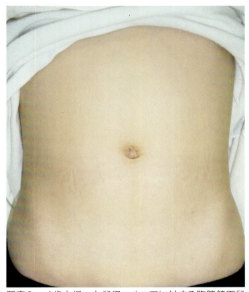

写真3　4歳女児。左鼠径ヘルニアに対する腹腔鏡下鼠径ヘルニア根治術後の傷

　小児で、緊急手術が必要なほかの疾患として、メッケル憩室（生まれつき小腸の壁の一部が外に飛び出している病気）があります。この手術も同じように、傷痕の残らない手術が可能です。臍の中の傷だけで大きな病変を切除することができます（写真2）。

Q ほかにも傷痕が残らない手術ができる病気はあるの？

A 子どもで、最も手術の数が多いのが、鼠径ヘルニアという病気です。泣いたりして腹圧がかかると、鼠径部（足の付け根の部分）に腹部臓器が飛び出して膨らんでしまう病気ですが、当科では、女児に対して腹腔鏡下鼠径ヘルニア根治術を行っています。小児用の細くて繊細な道具を使用しているため、認識できる傷痕は残っていません（写真3）。
　そのほか、新生児の小腸の病気や、肥厚性幽門狭窄症（胃の出口部分の筋肉が肥厚して嘔吐を繰り返す病気）なども、傷痕の残らない手術が可能です。「表」に、私たちが行っている傷痕の残らない手術が可能な疾患を示しました。

　傷痕の残らない手術が、すべての疾患で可能なわけではありませんが、さらに工夫を重ねて、実施できる手術を増やしていこうと考えています。

緊急疾患	急性虫垂炎 メッケル憩室 腸重積症
その他	鼠径ヘルニア 新生児の小腸の病気 肥厚性幽門狭窄症 ヒルシュスプルング病 S状結腸過長症

表　当科で行っている傷痕の残らない手術が可能な疾患

一言メモ

- 小児外科では、生まれたばかりで体重が1000gに満たない赤ちゃんから、大人に近い子どもまで、幅広くカバーしています。
- 障害のために医療的ケアが必要な患者さんの場合、すべての年齢に対応しています。
- 子どもの排尿にかかわる疾患や、男女の生殖器の異常に対しても、専門的治療を積極的に行っています。

Q&Aでわかる最新治療

Q 正確なセンチネルリンパ節生検と腋窩リンパ節郭清の省略の方法は?

乳腺・内分泌外科　板倉 正幸（いたくら まさゆき）　診療教授

乳腺・内分泌外科　百留 美樹（ひゃくどみ みき）　助教

Q センチネルリンパ節生検とは、何ですか?

A かつて乳がんに対する標準的な外科治療は、乳房切除（または乳房部分切除）と腋窩リンパ節郭清でした。しかし、ごっそり腋窩（脇の下）のリンパ組織を切除する郭清を行うと、術後に上肢のリンパ流が悪くなって、腕が腫れてくるリンパ浮腫（写真1）を起こす確率が高くなります。一方、腋窩リンパ節転移のない状態と確認できれば、腋窩郭清を行う必要はないと考えられます。

センチネルリンパ節は、がんが最初に転移するリンパ節です（図）。ここに転移がなければ、その先のリンパ節には転移はないと判断できます。このセンチネルリンパ節を探し出して転移の有無を検査することを、センチネルリンパ節生検といいます。

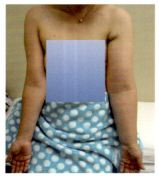
写真1
術後6年で出現した、乳がん術後の左上肢リンパ浮腫

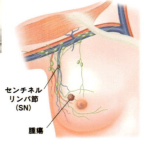
図　センチネルリンパ節

Q 腋窩リンパ節郭清は、省略できるのですか?

A センチネルリンパ節生検を行って転移を認めなければ、その先の腋窩リンパ節には95％以上の確率で転移がないことが分かっており、腋窩リンパ節郭清を省略することができます。腋窩リンパ節郭清を省略できれば、患側上肢のリンパ浮腫の発生を予防でき、患者さんにとって大きなメリットになります。

一方、センチネルリンパ節生検が偽陰性（転移があるのにないと判定された場合）となると、転移のあるリンパ節をとり残すだけでなく、術後に行うべき化学療法を不要と判断してしまう危険性があり、患者さんにとって大きなデメリットとなります。

センチネルリンパ節は、必ずしも1個とは限りません。複数個のセンチネルリンパ節が存在する場合もありますので、注意深く検索することが必要です。

Q センチネルリンパ節は、どうやって見つけるのですか?

A センチネルリンパ節に転移がなければ、その後の腋窩リンパ節郭清を省略するため、センチネルリンパ節の同定は正確である必要があります。センチネルリンパ節を同定するために、いくつかの方法が考案されていますが、私たちはさまざまな方法を併用することで、精度を高める努力をしています。

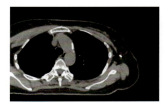
写真2　CTリンフォグラフィー

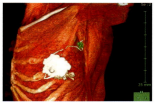
写真3　3D-CTリンフォグラフィー

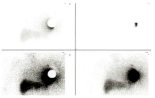
写真4　RI法によるシンチグラフィー

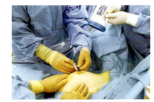
写真5　ICGの乳輪部皮内注入

3D-CTリンフォグラフィー

手術前日にCT造影剤を乳輪部の皮内に局所麻酔下に注入し、1分間のマッサージ後にCTを撮影します（写真2）。乳輪から腋窩へ向かってのリンパ流と、それに連なるリンパ節が描出されるので、センチネルリンパ節直上の皮膚に油性マジックでマーキングを行うとともに、3D画像を作成してリンパ流とリンパ節の位置と数を解剖学的に詳しく検討します（写真3）。

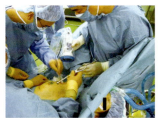
写真6　腋窩切開によるセンチネルリンパ節の検索

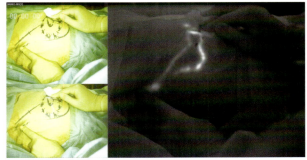
写真7　蛍光色素法によるセンチネルリンパ節生検

ラジオアイソトープ（RI、放射性同位元素）法

手術前日、3D-CTリンフォグラフィーに続いて、ラジオアイソトープ（99mTc-フチン酸）を腫瘍の近く2か所に注入し、2時間後にシンチグラフィーを撮像してhot spot（集積部位）を確認し、RIの集積するセンチネルリンパ節を同定します（写真4）。RIは腫瘍の近くに注入するため、この際に同定されるhot spotは、腫瘍からのリンパ流が流れ込むリンパ節をより良く反映していると考えられます。手術当日に摘出したセンチネルリンパ節へのRIの集積は、放射能を感知するセンチプローブで確認します。

色素法および蛍光色素法

手術当日、全身麻酔下に青色のインジゴカルミン5mlを乳輪皮内へ投与し、2～3分間マッサージします。前日に3D-CTリンフォグラフィーでマーキングしたセンチネルリンパ節の直上で皮膚を小さく切開し、青色に染まるリンパ管を肉眼で観察し、さらにリンパ管を追跡してセンチネルリンパ節へ到達し、これを摘出します（写真5、6）。このときに使用する色素を緑色のインドシアニングリーン（ICG）にすると、蛍光色素法が可能になります。

乳輪から腋窩に向かって流れるリンパ流を赤外線蛍光カメラで観察すると、ICGが赤外線によって励起光を発するのが観察され、3D-CTリンフォグラフィーで撮像されたリンパ流と、それに連なるリンパ流が明瞭にリアルタイムで観察できます（写真7）。当科では、このICGを用いた蛍光色素法を併用し、丁寧にリンパ管を追跡してセンチネルリンパ節を同定し、摘出しています。

私たちは、この方法によって、より精度の高いセンチネルリンパ節生検を行っています。患者さんにとって不利益のない、正確なセンチネルリンパ節生検と、それに基づいた乳がん治療を提供できるよう心掛けています。

一言メモ

センチネルリンパ節とは

- がんからのリンパ流が最初に流れ着くリンパ節のことです。
- がんが最初に転移するリンパ節と考えられます。
- 乳がんの場合、このセンチネルリンパ節に転移がなければ、その先の腋窩リンパ節には95％以上の確率で転移がないことが証明されています。

Q&Aでわかる最新治療

Q 成人先天性心疾患って、知っていますか？

心臓血管外科
藤本 欣史 講師

心臓血管外科
城 麻衣子 助教

心臓血管外科
織田 禎二 教授

Q 「成人」なのに「先天性」？

A 患者さんは成人ですが、疾患自体は生まれたときからある「先天性心疾患」のために治療を要する患者さんを指します。そのため「成人先天性心疾患」と呼ばれます。

　未治療の心房中隔欠損症、ファロー四徴症、肺動脈閉鎖症、単心室症（いずれも修復術後）などが成人先天性心疾患の代表です。

　心房中隔欠損症は、成人になって初めて指摘されることがありますが、ほかの疾患はすべて幼少期に修復した後の遠隔期に諸問題を抱え、その修復が必要となります。例えば、ファロー四徴症では、手術の際に埋め込まれた人工弁の耐久性の問題や、サイズ変更の必要から「図」に示したような再手術が必要です。先天性心疾患の手術成績が格段に改善したこともあり、再手術を実施する患者さんは増加の一途です。

　成人循環器内科や心臓血管外科関連の病気の多くは、冠動脈疾患や左心系疾患ですが、先天性心疾患遠隔期の問題である成人先天性心疾患の特徴は、治療の対象が右心系の異常、機能障害が多いことです。

　右心系疾患は、循環器専門病院でも適切な対応ができないことが多く、また右心系の機能障害は症状が緩徐に現れるのが特徴です。もともと健康であった患者さんが突然心筋梗塞の発症や、後天性の弁膜症で異常に気づくのとは全く異なります。

　手術も成人心臓外科が対応するより小児心臓外科が対処したほうが「手技」や「疾患の特徴」に精通しているため、患者さんは「成人」なのですが「小児循環器医や小児心臓外科医」が対応しています。

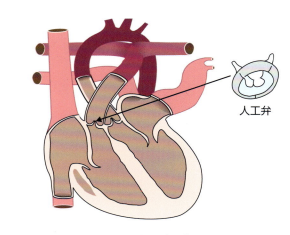

図　ファロー四徴症修復術後の肺動脈弁置換

一言メモ

- 成人先天性心疾患の患者さんは増加の一途です。
- 右心系の障害機能の症状は、なかなか現れないのが特徴です。
- 心臓だけでなく、長年の影響で肝臓や腎臓にも影響を及ぼしていることがあります。

入院児童等家族宿泊施設
「だんだんハウス」オープンしました！

2017年4月17日、小児患者さんに付き添うご家族のご要望にお応えし、医学部会館北側に「だんだんハウス」がオープンしました。

当院は、2017年7月の高度外傷センターの竣工で、2011年から開始しました病院再開発事業は完了となります。施設・設備を充実することは大学病院の使命を果たす上で重要なことですが、高度な医療を提供する傍らで、長期入院を余儀なくされる患者さんに付き添われるご家族への配慮が解決されていませんでした。特に、小児がん、先天性心疾患では入院期間が長くなり、付き添われるご家族の負担は大きく、小児患者さんが情緒不安定になりがちです。その対応として、ファミリーハウス的な宿泊施設が必要であると要望があり、このたび、当院が厚生労働省の入院児童等家族宿泊施設整備事業の補助対象となることが決まり、一部助成を受けオープンすることができました。

外観は物語「赤毛のアン」の主人公アンが過ごした Green Gables（みどりの切妻屋根）をイメージし、室内には津和野町出身の画家安野光雅氏から寄贈いただいた絵をご覧いただけます。

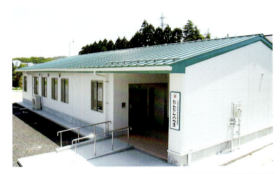
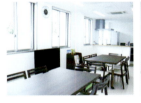
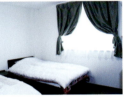

宿泊室は車椅子利用可能なツイン1室、洋室ツイン2室、和室2室と共用スペースとしてキッチンを備えた多目的室があります。小児患者さん、ご家族の皆さんにゆっくり寛いで気分転換を図っていただけるように環境に十分配慮し、料金も低く設定しました。

今後も、患者さんの視点に立った医療が提供できるように、患者さん、ご家族のお声に耳を傾け、より良い病院となるように真摯に取り組んでいきたいと思います。

■利用料金

区　分	宿泊利用料［1泊1室（消費税込）］
①宿泊室　車椅子対応 （車椅子利用可能トイレ・シャワー有）	1,080 円
②宿泊室　洋室 　　宿泊室　和室 （トイレ、ユニットバス有）	890 円

Q&Aでわかる最新治療

Q 腰部脊柱管狭窄症に対する脊椎内視鏡手術とは?

整形外科 河野 通快（こうの みちはや） 助教

整形外科 松崎 雅彦（まつさき まさひこ） 講師

Q 坐骨神経痛って、何ですか?

A 背骨に関連した症状として、腰痛や足の痛み・しびれがあります。「坐骨神経痛」という言葉がありますが、人体には実際に坐骨神経と呼ばれるとても太い神経が太ももの後ろに走っています。この神経の走行に沿って、太ももの裏を通り足へ走る痛みやしびれといった症状を「坐骨神経痛」と呼びます。この坐骨神経痛を引き起こす代表的な疾患として、「腰椎椎間板ヘルニア」と「腰部脊柱管狭窄症」があります。

腰椎椎間板ヘルニアは、働き盛りの若い世代にしばしば生じます。症状は腰痛のほか、片側の足に痛みやしびれが生じ、安静時に痛みが強いことも特徴です。椎間板は骨と骨との間にあるクッションの役割をしている軟骨です。中心部分のやわらかい軟骨と外側の硬い軟骨からなり、やわらかい軟骨が何らかの拍子に飛び出し、神経を圧迫すると坐骨神経痛を引き起こします。

椎間板ヘルニアは手術以外の治療が基本となり、2～3か月で大部分の方は自然に軽快します。これは飛び出した軟骨が自然に吸収されるためです。症状が解消するまでは鎮痛薬などの薬を併用することになります。ただし、中には足の麻痺や排尿障害など重い神経症状が生じる場合があり、早急な手術治療が必要となります。このほかに、薬物治療の効き目がなく、長期間症状が持続する場合も手術治療を考慮します。

Q 腰部脊柱管狭窄症とは、どんな病気ですか?

A 腰部脊柱管狭窄症は高齢の方に起こりやすく、症状としては腰痛のほか、足の痛み・しびれがあります。ここまでは腰椎椎間板ヘルニアに似ていますが、症状の現れ方に違いがあります。

腰椎椎間板ヘルニアは安静時の痛みが強いことも多いのですが、腰部脊柱管狭窄症の場合は、基本的にはじっとしている際には、あまり強い症状が生じることはありません。腰部脊柱管狭窄症の症状の特徴には、歩行時に痛みがひどくなって、歩行が休み休みとなる「間欠跛行」があります。この間欠跛行は、前かがみになって休むと楽になるため、再び歩行が可能となりますが、長距離の歩行が制限されます。そのほか、神経症状が強い場合には、頻尿などの排尿障害が同時に生じる場合があります。

腰部脊柱管狭窄症は、年齢に伴って背骨が変形し、靭帯が分厚くなることによって引き起こされます。片側だけの症状であれば、自然に改善する場合も多く、まずは薬による治療が選択されます。しかしながら、麻痺や排尿障害など重い神経症状が生じている場合は、早急な手術治療が必要です。そのほか、症状が両足であったり、薬物治療がうまくいかず長期間症状が持続している場合にも手術治療が考慮されます。手術は、神経の圧迫を解除して通り道を広げる除圧術や、骨のぐらつきがある場合には固定術を併用する場合があります。

Q 脊椎内視鏡手術とは、どんな手術ですか？

A 腰椎椎間板ヘルニアや腰部脊柱管狭窄症に対する手術治療は、従来から広く普及していましたが、比較的大きな皮膚切開が必要でした。最近は、脊椎内視鏡手術と呼ばれる体の負担が少ない方法が開発され、徐々に普及しつつあります（写真1）。

当院では、和歌山県立医科大学（吉田宗人名誉教授）から技術指導を受け、2012年から内視鏡手術に取り組み、現在では除圧手術の大部分を内視鏡手術で対応しています。2014年度には腰部脊柱管狭窄症42例に対して脊椎内視鏡手術を行いました（全国のDPC対象病院で11位）。

脊椎内視鏡手術は、従来法と比較して皮膚切開が小さいことが特徴で、多くは2cm未満で対処可能です（写真2）。従来法では2週間以上の入院を要していましたが、この方法では筋肉のダメージが抑えられるため術後早期の痛みが少なく、多くの症例で1週間程度での自宅退院が可能です（図）。このように脊椎内視鏡手術は、小さな負担でピンポイントに治療ができることが最大の利点といえます。

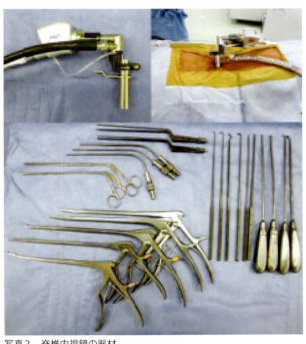

写真2　脊椎内視鏡の器材

図　脊椎内視鏡手術の方法

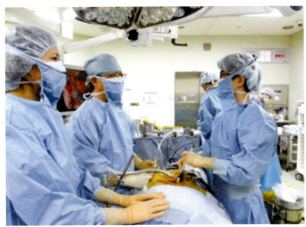

写真1　脊椎内視鏡手術

一言メモ

- 坐骨神経痛の症状には、太ももの裏を通り足へ走る痛みやしびれなどがあります。
- 坐骨神経痛の原因として、腰椎椎間板ヘルニアや腰部脊柱管狭窄症が代表的です。
- 重い神経症状や薬物治療が効かない場合は、手術治療を考慮します。
- 脊椎内視鏡手術は、多くの腰部脊柱管狭窄症に実施可能です。
- 脊椎内視鏡手術は、体への負担が少なく入院期間が短い利点があります。

Q&Aでわかる最新治療

Q 手術ナビゲーションを使った脳神経外科手術とは？

脳神経外科　宮嵜　健史（みやざき たけし）　講師

Q 手術ナビゲーションって、どんなもの？

A 現在では、誰もがスマートフォンなどで自分の位置情報を得ることができます。これはGPSという地球規模の位置測定システムを利用して、地球という地図の中における自分の位置（厳密には自分のスマートフォンの位置）を計算し、リアルタイムに自分の位置を示してくれているからです。これと同じ原理を、頭蓋内（ずがいない）に応用したのが、脳神経外科における手術ナビゲーションです。

手術ナビゲーションは、手術室内に設置した赤外線センサーを用いて、使用したい手術器具の認識と位置測定を行い、コンピューター処理をして、患者さんの頭の中の地図（術前に撮られたさまざまな画像を組み合わせて作成された3次元モデル）中のどこを操作し、どこに到達しようとしているのかを、リアルタイムに表示するというシステムです。

これまでの状況判断（重要な血管や神経まで、どれくらいの距離が残っているのか、どれくらい腫瘍（しゅよう）が残っているのかなど）は、術者の経験や電気生理学的モニタリングからの推測に頼る部分が大きかったのですが、ナビゲーションシステムからの情報が加わることで、より高い精度で危険を回避したり、摘出率を上げたりすることが可能になりました。

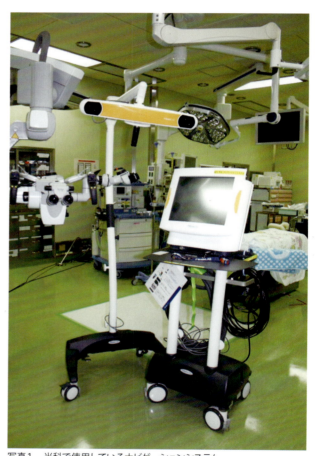

写真1　当科で使用しているナビゲーションシステム
赤外線カメラユニットとタッチスクリーンディスプレイ

Q ナビゲーション手術のために特別な検査は必要？

A ナビゲーション手術に特別な検査は必要ありません。これまでと同様、手術前に撮影されるCTやMRIの画像を、専用ソフトウェアに取り込むことで、ナビゲーション画像の作成が可能です。た

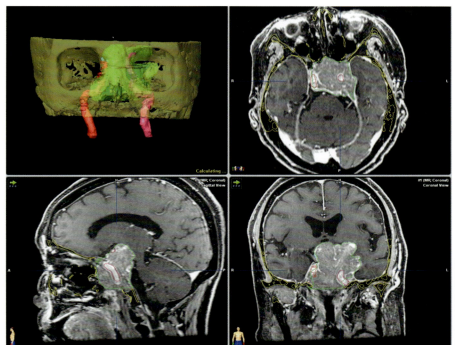

写真2　ナビゲーションソフトで作成した脳腫瘍患者さんの術前画像。脳腫瘍（緑）、内頸動脈（赤）
左上：ナビゲーションソフトで作成した術前の3D画像
右上：術前の造影MRI（水平断）
左下：術前の造影MRI（矢状断）
右下：術前の造影MRI（冠状断）

だし、脳だけでなく顔面を含んだCTやMRIの画像が必要なので、検査時、撮影範囲に顔面も含めるようにします。これまでの術前検査と比べて、患者さんの負担が新たに増えることはありません。

Q ナビゲーションに頼りきって危なくないの？

A 手術する際には、術前の画像をもとに作成したナビゲーション用の地図を使用します。手術する部位によっては、ナビゲーション用の地図と手術中の脳との位置に「ズレ」が生じることもあります。私たち脳神経外科医は、このようなズレが生じることを十分に認識した上で、ナビゲーションシステムを活用しています。

ズレが生じるような場合には、血管の分岐点や、脳の溝など、解剖学的な目印を実際の目で確認し、ナビゲーションからのズレを補正しながら手術を行います。あくまでナビゲーションシステムは、手術を安全かつ効率的に成功させるための道具の1つなのです。したがって、ナビゲーションシステムに頼りきって手術を行うことはありません。

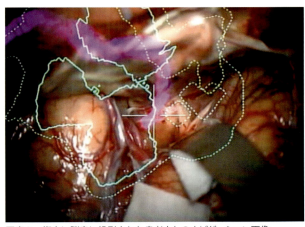

写真3　術中に脳表に投影された患者さんのナビゲーション画像。脳腫瘍（緑線）、内頸動脈（赤線）。実線は浅く、点線はより深い腫瘍辺縁を示す

一言メモ

- 脳神経外科手術でも、車やスマートフォンと同じ原理でナビゲーションを活用しています。
- ナビゲーション手術のために特別な検査は必要ありません。
- ナビゲーション手術によって、より高い精度で危険を回避したり、摘出率を上げたりすることが可能となりました。
- ナビゲーションは、手術を安全かつ効率的に成功させるための有効な道具の1つです。
- 現在、脳血管障害患者さんの一部、脳腫瘍患者さんのほぼ全例でナビゲーション手術を行っています。

Q&Aでわかる最新治療

Q 泌尿器科領域でロボット手術の対象となる病気は、何ですか？

泌尿器科
椎名 浩昭 教授

泌尿器科
安本 博晃 准教授

泌尿器科
有地 直子 助教

Q 「ダ・ヴィンチ」って、何ですか？

A ダ・ヴィンチとは、1990年代に米国で開発された最新の医療用ロボットです。「ロボット」といっても機械が自ら手術を行うのではなく、手術操作はあくまでも医師が行います。つまり、ダ・ヴィンチは手術操作を支援するロボットです（写真）。

ダ・ヴィンチ手術では、腹部に小さな穴を数か所開けて、そこからカメラなど手術器具を入れて手術をします。執刀医は手術台から離れた操作台で手術を行います。ロボット操作台のモニターに手術部位を映し出し、立体的な3D画像を見ながら遠隔操作で手術をするので、「ロボット手術」といわれます。

ダ・ヴィンチに装着するカメラ、すなわちロボットの眼は最大15倍に拡大が可能で、ロボットの手となる器具は、人間の関節以上に柔軟に動くことができます。したがって、ロボットの「眼」と「手」を使えば、執刀医の手が届きにくいような小さな空間でも、深くて見えにくいような場所でも、正確に手術をすることが可能です。

また、ダ・ヴィンチの「眼」で見える手術部位は、手術室の大きなモニターに映し出すので、執刀医だけでなく助手や、ほかのスタッフも手術の進行具合など、多くの情報を同時に共有できます。このため、精緻な治療とともに、とても安全な手術を提供することが可能です。

Q ダ・ヴィンチを使うと、どんな手術ができるの？

A 前立腺や腎臓は体の奥の深い所にあり、手術ではロボットの利点を最大限に発揮できます。

当科では、2012年11月から手術支援ロボット「ダ・ヴィンチ」を用いて前立腺がんに対する治療を行い、現在までに250例の実績をあげています。手ぶれがなく、丁寧な手術ができるので、出血や尿漏れなどの術中・術後の手術に関連するデメリットが減少しました。また、傷も小さく術後の痛みも少ないため、入院期間も1週間～10日に短縮されました。

2016年4月からは「大きさが7cm未満の腎がん」に対しても、手術支援ロボットによる腎部分切除が保険適用となり22例に行いました。腎臓を部分的に切り取る手術は「出血」と摘出した部位をい

手術操作台　　ロボットの「手」　　ロボットの「眼」

サージョンコンソール　　ペイシャントカート　　ビジョンカート

写真　手術支援ロボット「ダ・ヴィンチ」の構成
（INTUITIVE SURGICAL® HPより）

- 立体的な画像を見ながら手術操作が可能
- 人間の"手"以上の動きが可能
  大きな可動域
  手ぶれの補正
  精緻な作業の実現

↓

- 良好な視野と詳細な解剖の把握
- 繊細な剥離と切除が可能
- 正確な吻合の実現
- 容易な術野の展開

図1　ロボット手術の利点

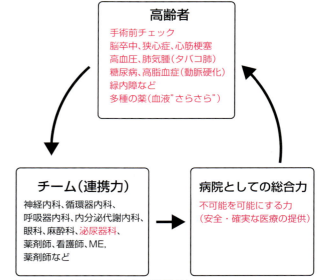

図2　ロボット手術をするときに考えること

かにうまく修復するか、すなわち「縫合の正確性」が大きな課題でした。ダ・ヴィンチを使えば、拡大した画面を見ながら、また非常に操作性の優れた器具で手術を行うので、出血も少なく正確にスピーディーに手術を行うことが可能です。腎部分切除の場合も入院期間は10日前後です（図1）。

Q 手術はダ・ヴィンチだけあれば、それで十分なの？

A ダ・ヴィンチ手術では、非常に精緻な手術操作ができ、私たちの経験でも合併症が少なく、より安全に手術を行うことが可能であると実感しています。今後、「手術支援ロボット」を用いたがん治療の機会は増加するものと思われます。

一方、前立腺がんや腎がんをはじめとする泌尿器がんは高齢者に多く、高齢の患者さんに安全な手術を提供するということは、手術手技の正確性だけでなく、術前・術中・術後のいわゆる周術期を通しての「治療・管理」の正確さが必要です。だからこそ、術者の「腕」そのもの以外に、治療の周辺に対する細かな気配り、周術期を通しての管理の充実度が要求されます。患者さんを救うのは、泌尿器科単独の「ちから」ではありません。周術期を総合的に管理・治療する「チーム力」、すなわち「病院全体の総合力」こそが、ロボット手術の時代に要求されるキーワードです（図2）。

県民の皆さんに、安全で確実な最高の医療を提供することが、私たち島根大学泌尿器科の使命と考えています。

一言メモ

- 当科で行うロボット手術（前立腺全摘除術、腎部分切除術）は保険診療です。
- 腎移植に対しても積極的に取り組んでいます。小児腎移植やハイリスク症例に対する腎移植も積極的に行っています。
- 血液透析（慢性腎不全）に対する血管手術（他院で治療困難とされた内シャント修復術、人工血管移植術、シャント血管瘤切除など）も得意領域です。
- 不妊症に対するMD-TESE（顕微鏡下精巣内精子採取術）も行っています。

Q&Aでわかる最新治療

Q 子どもの心身の病に効果のある漢方薬はありますか？

島根大学教育学部　心理・発達臨床講座
特別支援教育専攻
稲垣 卓司 教授

島根大学人間科学部人間科学科福祉社会コース
医学部精神医学講座 兼任
和氣 玲 准教授

Q 病院では子どもの心身の症状に対して、どんな治療が行われているの？

A 精神科神経科は、高校3年生までを対象にした「思春期外来」を行っています。中学生・高校生が8割です。約半数が「学校に行きにくい」「不登校」などを訴えて受診します。対人緊張や不安が強く、日常生活に支障をきたします。多くは、腹痛、頭痛、肩こりなどの心身症といわれる身体症状も合併しています。

主に、精神療法（カウンセリング）で対応していますが、時には薬物療法を行います。外来では、このような心身の病に対して漢方薬を使用する機会も多く、ここでは漢方薬について説明します。

Q 子どもに漢方薬を飲ませても大丈夫？

A 漢方薬は、薬効を持つ植物や鉱物を複数組み合わせて作られた薬で、昔から子どもに起こりがちな日常的な症状や不調の治療、虚弱体質の体質改善に使われていました。医師の指示のもとであれば、漢方薬は子どもにとっても頼りになる薬です。

子どもの不調や症状の中には、西洋医学的な検査をしても問題が見つからないものも多く、西洋薬だけでは対応できないこともあります。そんな場合に漢方薬を用いて治療を行うことで、症状が改善することがあります。

Q 子どもの心身の病に対する漢方特有の治療がある？

A 「母子同服（ぼしどうふく）」は、子どもが必要な漢方薬をお母さんにも服用してもらうという考え方で、漢方では古くから行われてきました。お母さんと子どもは深い絆で結ばれており、その関係に着目した治療です。

近年、核家族化が定着し、お母さんが1人で子どもを見る時間が増えました。子どもや家族、仕事などさまざまな悩みを誰にも相談できず、1人で抱えたまま頑張って、それでも、なかなかうまくいかず、気がついたらイライラしてしまい、子どもに対してもうまく向かい合うことができない。そんな状況を自覚し、何とかしたいと感じているお母さんも多いのではないでしょうか。このようなとき、お母さんと子どもの両方が同じ薬を一緒に飲むことによって、共に心身の健康を取り戻し、お互いの絆を深めていくことで、症状の改善を目指すこともあります。

Q 子どもの心身に対する漢方治療は、どのように行いますか？

A 乳児期は、背景因子や発症要因がシンプルで、比較的容易に治療に反応するといわれています。体の器官や機能の発達が未熟なためや、虚弱体質などが原因で起こる症状が多く、夜泣きには甘麦大棗湯（かんばくたいそうとう）、抑肝散（よくかんさん）などが奏効することがあります。

幼児期は、自我が芽生える時期に入り、周囲との

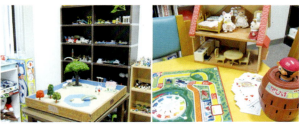

写真　病院の遊戯室です。子どもの心身の症状に対して、遊戯療法を行うことがあります

関係から、さまざまな身体症状として現れることがあります。嘔吐、腹痛、便秘などの胃腸症状に対しては、小建中湯などが有効な場合があります。

学童期に入ると、体質的な要因とさまざまな環境が絡み合って、治療も難しくなります。不登校や起立性調節障害、腹痛や頭痛などのさまざまな身体症状にしっかりと耳を傾け、適切な治療を行うことが大切です。

Q 子どもの心身の病によく使われる漢方薬はありますか？

A 抑肝散（よくかんさん）

抑肝散に含まれている柴胡や釣藤鈎といった生薬は、この乱れた気の流れを改善します。さらに白朮などが気を補い、当帰などが血を補うことで肝の状態を安定化して、根本的に癇癪が起こりにくい身体づくりを行います。

構成生薬の「柴胡」は、イライラした状態を落ち着かせる働きがあり、神経過敏や多動症に効果があります。また、元気のない状態の「気うつ」を改善させる働きもあります。また胸部の辺りのストレスによる、さまざまな症状を改善する作用も持ち合わせており、心身の症状に効果的です。

半夏厚朴湯（はんげこうぼくとう）

喉に物が詰まったような感じや、喉の辺りに変な感じがする、主に「喉」の辺りの違和感を取り除く効果があります。

半夏厚朴湯の構成成分である「厚朴」は、喉の違和感の「気うつ」の症状に効きます。「蘇葉」は気うつに、「半夏」は喉の違和感に加えて、吐き気や気持ち悪いなどの症状に、「茯苓」は「めまい」にも効果があるといわれています。

Q 漢方を安全に服用するには、どんな注意が必要ですか？

A 漢方薬は適切に使うことで、心身の症状改善に有効ですが、一方で漢方薬も「薬」であり実際には副作用が存在します。その代表的なものが、漢方薬を構成する生薬に対してのアレルギーです。

生薬の一部は食品としても広く使用されており、アレルゲンになりうるものも存在します。代表的なものが小麦、ミカン、ヤマイモ、ゴマ、アワなどで、これらは漢方薬を構成する生薬として使われています。したがって、漢方薬を服用する前に子どもの持っているアレルギーを把握し、主治医にしっかりと伝えることが大切です。

アレルギーのほかにも複数の漢方薬を併用することで、一部の生薬が重複してしまい問題となることもあります。また、漢方薬はそれを構成する生薬数が多くなると全体的に薬効が弱くなる傾向があります。常用している漢方薬があれば、この点も伝えてください。

分からないことや不安なことは、主治医にしっかり伝え、患者さんに合わせた治療を行うことが大切です。

一言メモ

精神医学講座では、児童思春期の自閉症スペクトラム症に対する抑肝散の効果についての臨床研究を行っています。

自閉症スペクトラム症は、対人関係やコミュニケーション障害から、学校や職場への不適応をきたし、不安や抑うつ、引きこもりなどを認めることがあります。また、興奮、衝動行為、重度の癇癪などにより社会生活に支障が生じるため、効果的で副作用の少ない薬物療法を行うことで、より良い治療を目指しています。

Q&Aでわかる最新治療

Q 子宮頸がんになっても、子宮を残すことは可能でしょうか？

産科・婦人科 京 哲（きょう さとる）教授

Q 子宮頸がんは、どんながんなのでしょうか？

A 子宮頸がんは、子宮の入り口の子宮頸部に発生するがんで、以前は中高年女性に多くみられましたが、近年は20歳代の若い女性に急増しています。これは、性交渉によるヒトパピローマウイルス（HPV）の感染が原因で、性交経験者は誰もがかかる可能性があります。

Q がんになっても、子宮を残せるのでしょうか？

A 子宮にできるがんなので、もちろん子宮を摘出するのが最も効果的な治療法です。ひと昔前は、子宮頸がんは中高年、しかも出産後の発症が多かったため、子宮摘出に対する抵抗感はそれほどありませんでした。

　最近は若年患者さんが急増し、晩婚化も重なって、子どもができる前に子宮頸がんを発症することが増えてきました。このため、子宮を摘出することで子どもができなくなってしまうという大きな問題が発生してきました。そこで、若年患者さんに対しても、できる限り子宮温存の試みが行われるようになってきました。

Q 子宮を残せるのは、どういう場合でしょうか？

A 性交渉によるHPVの感染によって、数か月から数年という時間をかけて子宮頸部異形成（いけいせい）という、前がん病変が発生します。

　初めは軽度の異形成ですが、そのうち中等度、高度と数か月から数年単位で段階的に進行します。軽度、中等度のうちは自然に病変が消えてしまうこともあり、経過観察だけで良いのですが、高度異形成は、その後、上皮内がんという状態を経てがんに移行するため治療が必要です（図1）。この段階での治療は、子宮摘出の必要はなく治癒が可能です。ただし、放置すれば数年から十数年の時を経て浸潤（しんじゅん）がんが発生します。高度異形成や上皮内がんの場合、子宮頸部の一部を円錐状に切除することで多くの場合は治癒可能です。これを円錐切除術といい、子宮温存治療の代表格です（図2）。通常、1泊2日程度の入院が必要です。

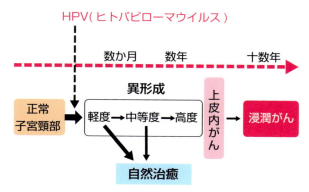

図1　子宮頸がんとその前がん病変

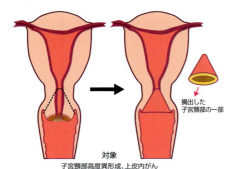

図2　子宮温存手術（円錐切除術）

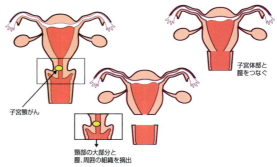

図3　子宮温存手術（広汎子宮頸部摘出術）

　一方、高度異形成や上皮内がんを超え、浸潤がんになった場合は子宮摘出もやむを得ないのでしょうか？
　実はそうではなく、浸潤がんでも早期のがんは子宮温存も可能です。早期のがんでは、広汎子宮頸部摘出術という特殊な手術で子宮温存が可能になります。これは病変のある子宮頸部、および周囲の組織や膣の一部を一括して幅広く摘出し、残った子宮体部と膣をつなぎ、赤ちゃんが着床し、成長する場所を残しておく手術です。円錐切除に比べ、切除範囲が広く、浸潤がんに対しても有効な治療法です（図3）。
　ただし、この手術にはいくつかの条件があります。当院では、臨床進行期（進行度合いを示す分類）で最も早期のⅠ期に属する患者さんで、リンパ節転移がなく、腫瘍サイズが小さい（2cm以下）などの条件を設定しています。

Q 子宮を残した場合、妊娠できるのでしょうか？

A 広汎子宮頸部摘出術を行った患者さんの妊娠率は、一般女性の妊娠率より低くなります。子宮頸部は妊娠の際に精子の運搬などに重要な役割を果たすため、頸部が摘出された分、妊娠率も低くなります。したがって、年齢的に余裕がない場合は、術後早期より積極的な不妊治療をお勧めします。体外受精を行うことで妊娠率は向上します。
　また、一般女性に比べ、ひとたび妊娠しても、流産や早産の率が増加します。頸部がないことで、子宮の入り口が開きやすくなってしまうので、妊娠した場合は流産、早産対策として早期の入院加療が必要となる場合もあります。当科では腫瘍、生殖内分泌、産科それぞれに専門医が在籍し、手術から不妊治療、流早産対策まで、一連の治療をすべて担当致します。このように総合的な対応ができるのが大学病院の強みでもあります。

患者さんへのメッセージ

　今回は、円錐切除術、広汎子宮頸部摘出術といった子宮温存手術を紹介しましたが、早期発見により子宮温存が可能です。そのためには、まず子宮がん検診を受けることが重要です。島根県では子宮がん検診の受診率が低く、特に松江市、出雲市以外の地域で極端に受診率が低いことが問題となっています。ぜひ定期的な子宮がん検診を受けるようお願いします。

一言メモ

1. 子宮頸部異形成は、性行為を通じたヒトパピローマウイルス（HPV）の感染により発症します。コンドームの使用でも完全に防ぐことはできません。多くの女性が一度は感染する可能性が高いウイルスです。

2. 異形成のうち、高度異形成に進行するのはHPVのうちHPV16、18、52、58型などの悪性型です。HPVの型を見る検査で分かります。中等度異形成では、悪性型に感染している場合に積極的な治療を行う選択肢もあります。

3. HPV感染を予防するワクチンが開発されていますが、いったん感染したHPVを駆除する効果はありません。HPVワクチンによる副作用が社会問題化し、接種を控える傾向にありますが、近い将来、副作用のメカニズム解明とその対策が進み、再び普及する可能性があります。

Q&Aでわかる最新治療

Q 好酸球性副鼻腔炎と好酸球性中耳炎の薬物療法は？

耳鼻咽喉科 川内 秀之（かわうち ひでゆき）教授

耳鼻咽喉科 青井 典明（あおい のりあき）准教授

Q 好酸球性副鼻腔炎とは、どんな病気ですか？

A 好酸球性副鼻腔炎は、慢性副鼻腔炎の中の1つであり、通常の副鼻腔炎に対して有効な治療薬であるマクロライドが奏効せず、内視鏡下の手術を丁寧に行っても再発することが多いという特徴があります。この病気で悩んでいる患者さんは、気管支喘息も合併して頑固な咳や痰でも悩まされていることが多いです。また、発症早期から嗅覚の低下を自覚されています。鼻の中をよく観察すると、ねばねばした鼻汁（ムチンを多く含むため）を認め、鼻の奥（中鼻道や嗅裂付近）にポリープと呼ばれる鼻茸がたくさんあります（写真1）。手術で採取した鼻茸組織には、活性化した好酸球という細胞がたくさん浸潤しています（写真2）。

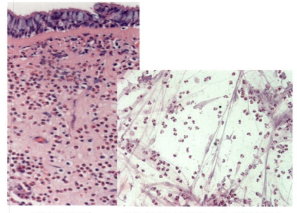

鼻茸中に好酸球が多く浸潤している　　粘ちょうな鼻汁に好酸球とムチンの繊維を認める

写真2　鼻茸組織の病理所見：好酸球の著明な浸潤とムチン様ファイバーを認めます

Q 診断基準がありますか、難病指定になっているのですか？

A 好酸球性副鼻腔炎の臨床的診断には、次の4項目の診断基準があります。

① 症状・鼻所見として、早期からの嗅覚障害と両側の鼻に鼻茸が多発していること。
② CT所見で、中等度以上の篩骨洞陰影（前、後とも）があることと、篩骨洞の陰影が上顎洞の陰影より高度であること（写真3）。
③ 末梢血中の好酸球の増多があること。
④ 手術をした後でも鼻茸の再発を容易に認めること、さらに再発した鼻茸の治療でステロイドの経口投与がよく効くこと。

そのうち、①～③の項目を満たせば、好酸球性副鼻腔炎の疑いとなり、①～④のすべての項目を満た

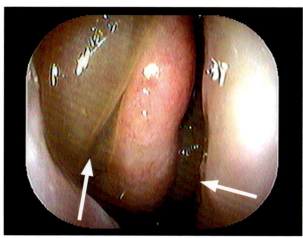

写真1　鼻内所見：中鼻道と嗅裂付近に鼻茸を認めます

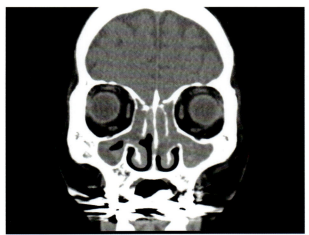

写真3　副鼻腔CT：篩骨洞を中心に陰影を認めます

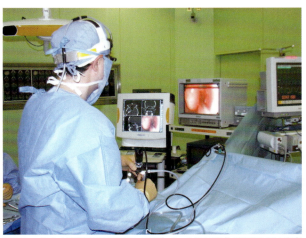

写真5　鼻内内視鏡副鼻腔手術：ナビゲーション下に安全に施行しています

せば、好酸球性副鼻腔炎と診断することができます。2016年から厚生労働省の難病疾患の1つに指定され、難病申請が可能です。

Q 好酸球性中耳炎は、どんな症状や合併症がありますか？

A 中耳炎を合併する患者さんでは、鼓膜の奥の中耳腔にねばねばした貯留液が溜まり、聞こえが悪くなる滲出性中耳炎や、鼓膜に穴が開いてしまい、ねばねばした耳漏が常に出ている慢性中耳炎になったりします（写真4）。治療をきちんとしないと、頑固な中耳炎の内耳波及による感音難聴をきたす場合もあります。

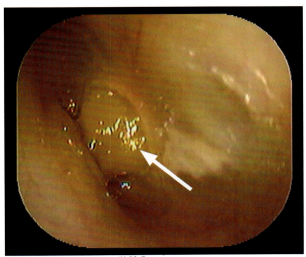

写真4　耳内所見：鼓膜の穿孔部から粘ちょうな（ねばねばした）貯留液が観察されます

Q 有効な治療法はありますか？

A 好酸球性副鼻腔炎や中耳炎を完璧に治す治療法は確立されていませんが、その治療としては、手術療法（写真5）と薬物療法があります。

好酸球性副鼻腔炎の手術療法は、症状の改善や生活の質を向上させる上で、有効な治療手段です。しかしながら、通常の慢性副鼻腔炎とは異なり、手術でいったん改善しても再発するケースが多いので、術後の局所処置や薬物療法が欠かせません。術後の治療としては、再発が最も回避できる薬物療法として、プレドニンやセレスタミンなどのステロイド経口投与を施行しています。

好酸球性中耳炎に関しては、中耳腔へのケナコルトなど、徐放性（ゆっくり溶ける作用時間の長い薬）の局所ステロイド投与が有効です。

一言メモ

- 当科では、長年、慢性副鼻腔炎の臨床研究をしています。
- 治療のために、適切な鑑別診断が必要となる病気です。
- より有効な治療を行うための工夫が必要です。
- 水曜午後に好酸球性副鼻腔炎外来を設けています。
- 2016年から難病に指定されています。

Q&Aでわかる最新治療

Q 網膜・硝子体疾患に対する小切開硝子体手術とは？

眼科 髙井 保幸 助教

Q 硝子体手術とは？

A 眼球の中には硝子体という透明のゼリー状の組織があります。この組織が病気や出血で濁り、網膜への光の到達を邪魔する場合があります。この濁った硝子体を取り除いたり、眼の中の出血を止めたりする操作を行うために、白目の部分に小さな穴を3か所開け、そこから細い器具を眼内に出し入れして操作を行う手術を「硝子体手術」といいます（図1）。最近では、照明・観察系機器の発達や手術補助剤の導入により、小切開硝子体手術が普及し、より安全に手術が行われるようになってきています。

この手術の適応は、網膜剥離、増殖性糖尿病網膜症、黄斑円孔、黄斑前膜、ぶどう膜炎、網膜静脈分枝閉塞症、硝子体出血、硝子体混濁などです。手術時間は、症例で異なりますが、30分から2時間です。目薬麻酔と白目への局所注射麻酔によって、ほとんど痛みはありません。手術中は、手術器具も見えませんので怖さも特にありません。

Q 小切開硝子体手術の利点は？

A 従来の硝子体手術では、約0.9mmの太さの器具を用いて、白目の粘膜（結膜）を切る必要があり、器具を差し込む入り口が大きくなるため、術後は糸で縫合しなければなりませんでした。

これに対し、小切開硝子体手術は、約0.5mm、約0.4mmという極めて細い器具を用いるため結膜を切る必要がなく、無縫合で手術を終えることができます。従来の手術よりも術後の回復が早く、眼の違和感や炎症を大幅に軽減することができます（写真1）。ただし、細い器具を使用するため、熟練した手技が必要になります。

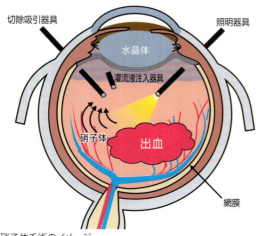

図1　硝子体手術のイメージ

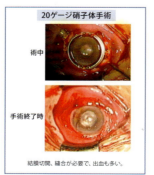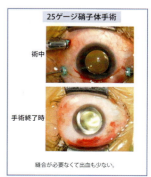

写真1　従来の硝子体手術と小切開硝子体手術の違い

従来の観察システム	広角観察システム

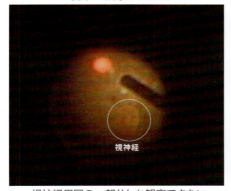
視神経周囲の一部分しか観察できない

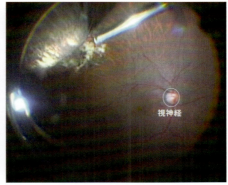
ほぼ眼底全体を同一視野で観察できる

写真2　従来の観察システムと広角観察システムの違い

Q 広角観察システムとは？

A　硝子体手術の際に、従来の観察システムでは眼底の一部分の狭い範囲しか観察できませんでした。このデメリットを補うため開発されたのが広角観察システムです。このシステムでは、眼底全体を同一視野で観察できるため、手術の時間短縮や安全性向上が期待できます（写真2）。当院では、広角観察システムを導入し、小切開硝子体手術を行っていますので、術後のより早い視機能の回復と手術成績の向上が得られています（図2）。

一言メモ

- 小切開硝子体手術では術後の回復が早く、入院期間が短縮します。黄斑疾患の場合、約1週間の入院加療で済みます。
- 小切開硝子体手術の手術時間は、黄斑疾患で30分〜1時間、網膜剥離・増殖性糖尿病網膜症などでは1時間30分程度です。
- 当院では、経験豊富な硝子体手術専門医が3人常勤しており、年間約300件の小切開硝子体手術を行っています。

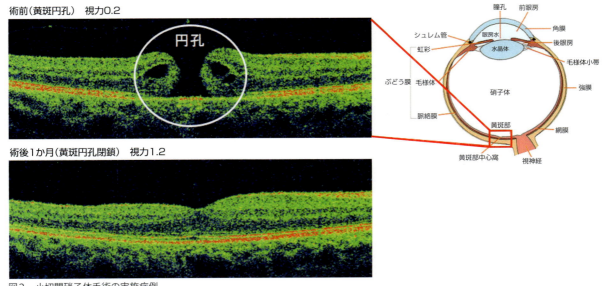

図2　小切開硝子体手術の実施症例
黄斑円孔や黄斑前膜などの黄斑疾患は、小切開硝子体手術の最も良い適応となります。症例は69歳男性。
右眼黄斑円孔で視力が0.2まで低下していましたが、小切開硝子体手術を行い、術後1か月目には視力は1.2まで回復しました

Q&Aでわかる最新治療

Q 慢性閉塞性下肢動脈疾患に対するカテーテル治療（EndoVascular Treatment, EVT）とは?

放射線科　北垣　一　教授

放射線科　中村　恩　学内講師

Q IVRとは?

A X線や超音波といった診断のために用いる機器を用いて、さまざまな治療を行うことを総称する言葉です。大きく分けて血管内および血管外（胆管や消化管など）IVR（Interventional Radiology）に分かれます。手術に比べて体への侵襲が少ない点が大きな利点です。

Q 慢性閉塞性下肢動脈硬化症とは?

A 慢性閉塞性下肢動脈硬化症とは、喫煙や糖尿病、高脂血症、動脈硬化により、下肢動脈（大腿から足指までの動脈）が狭窄あるいは閉塞することで、さまざまな症状をきたす病気です。初期症状の1つに間欠性跛行があります。長期間歩いていると足が疲れて歩きにくくなり、しばらく休んでいると再び歩けるようになったりします。ただし、この症状は腰椎や中枢神経に原因があるために起きることもあります。

このような症状があった場合は、下肢動脈が原因なのかを簡便な検査で調べ、さらに下肢動脈の狭窄か閉塞なのかを確認します。その上でカテーテル治療（EVT）を選択するか判断します。

動脈病変に対する治療は、カテーテル治療のほか、血管外科で外科的治療を行うこともあります。治療の適応は、狭窄病変の部位や閉塞の範囲によって異なり、両方の治療を行う場合もあります。

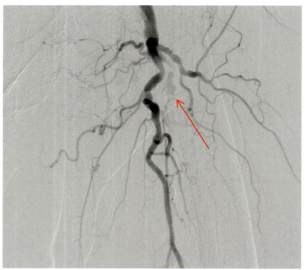
写真1　80歳代男性。左大腿動脈の閉塞があります（矢印）

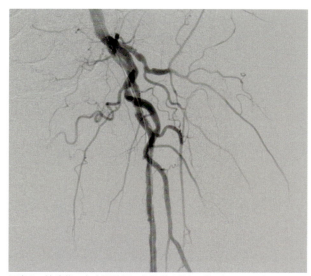
写真2　治療後、左大腿動脈の血流が改善し、「写真1」にはなかった血流が得られています

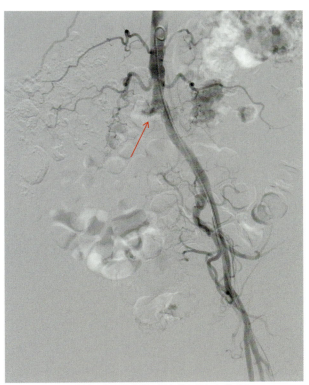

写真3　50歳代女性。右腸骨動脈の閉塞があります（矢印）

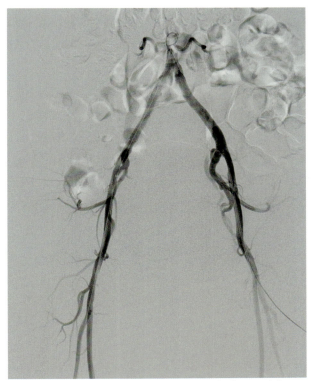

写真4　治療により右腸骨動脈〜大腿動脈の血流が回復しています

Q　カテーテル治療とは？

A　カテーテル治療とは、左手の肘部あるいは鼠径（太ももの付け根）から穿刺し、皮膚を通して血管内にカテーテルやガイドワイヤーを挿入して治療を行います。

　狭窄や閉塞した動脈をバルーンカテーテルで拡張したり、再狭窄が起きないようにステント（金属性の筒状の網）を使用したりします。これによって末梢動脈の血流を良くします。治療時間が長時間に及ぶことがあるため、術前や術中に鎮静剤を使用しながら行います。

　治療は血液を凝固しにくくする薬を用いて行い、治療中および治療直後には出血しやすい状態が続くため、下肢の安静が大変重要です。動脈穿刺部は治療終了後に止血しますが、病棟でのベッド上の絶対安静が大切です。

Q　治療後に必要なことは？

A　狭窄した動脈にステントを留置した場合、ステント内の再狭窄を防ぐため、少なくとも3か月は内服薬の服用が必要です。狭窄している箇所が多く、1回の治療ではすべての病変が治療できない患者さんについては、定期的な受診が必要になります。再狭窄による症状の増悪が起きないか、あるいは新たな閉塞が起きていないかの確認が重要です。

一言メモ

下肢動脈閉塞による症状は、気がつきにくいことがあります。カテーテル治療により、外科手術に頼る前に治療することが可能です。治療中、治療後の安静が大切です。本人や家族の協力が必要です。治療後の安静は本人のみでは苦痛であることが多いです。手技後の安静については、家族の付き添いが可能であれば、ぜひお願いします。

Q&Aでわかる最新治療

Q 最近よく聞く「口腔ケア」。がん治療との関係は?

歯科口腔外科
辰巳 香澄
歯科医員

歯科口腔外科
服部 政義
歯科医員

歯科口腔外科
安立 啓子
歯科衛生士

歯科口腔外科
新田 美紀子
歯科衛生士

歯科口腔外科
絲原 千映子
歯科衛生士

歯科口腔外科
吾郷 久美
歯科衛生士

Q 口腔ケアとは?

A 口腔ケアは、口の中（口腔）を清掃し、清潔に保つケア「器質的口腔ケア」と、口腔の機能を回復させ維持・向上するケア「機能的口腔ケア」の2つに分かれます。一般的に口腔ケアといえば器質的口腔ケアのことを指します。

耳かき1杯程度の歯垢（プラーク）の中には約1億個の細菌がいます。適切な口腔ケアをしないと細菌が増殖します。この細菌は、口腔内トラブルだけでなく、誤嚥性肺炎の原因にもなります。したがって免疫能が低下している患者さんには、口腔ケアが必要です。

Q 歯科口腔外科では、がん治療の前に何をするの?

A 口腔内トラブルでがん治療が延期とならないよう、次のようなケアをします。

①**口腔内のチェック**
　虫歯や歯周病がないかを調べ、がん治療開始までに可能な範囲で治療を行います。

②**歯石除去、歯のクリーニング**
　治療前に歯石を除去して歯の表面を滑沢にし、細菌の温床である歯垢沈着を予防します。（写真1）

③**歯磨き方法の指導**
　歯並びなどに合わせて口腔ケア用品（写真2）を

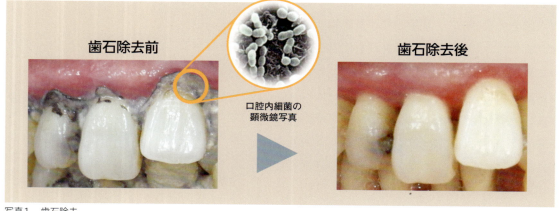

写真1　歯石除去

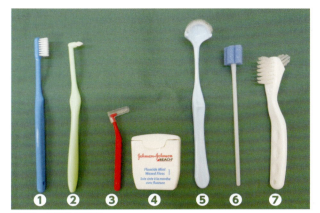

写真2　口腔ケア用品
①歯ブラシ　②タフトブラシ　③歯間ブラシ　④デンタルフロス
⑤舌ブラシ　⑥スポンジブラシ　⑦義歯ブラシ

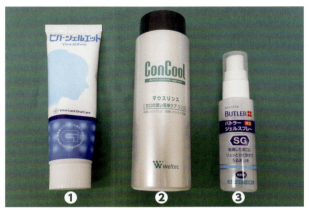

写真3　保湿剤
①ジェルタイプ　②リンスタイプ　③スプレータイプ

提案し、歯磨き方法を伝授します。

Q なぜ口腔ケアは、がんの手術療法時に大切なの？

A がんの手術後には、肺炎の併発が大きな問題となることがあります。手術時に全身麻酔用のチューブを気管内に入れる際、口腔内が不潔であると、口腔内の細菌がチューブを介して気管内に入り、肺炎を起こす危険性が高まります。

また口腔・咽頭部のがんや食道がんでは、手術後の傷口からの感染が起きやすくなります。これらの感染症を予防するために、口腔ケアが大切です。

Q なぜ口腔ケアは、がんの化学・放射線療法時に大切なの？

A がんの化学療法（抗がん剤による治療法）や放射線療法では、正常な細胞もある程度ダメージを受けます。中でも口腔粘膜の細胞は障害を受けやすく、口腔粘膜炎（口内炎）は高い頻度で起こる副作用の１つです。頭から喉にかけて放射線治療を受ける患者さんや、造血幹細胞移植を受ける患者さんは、特に高頻度で口腔粘膜炎が起こります。

この口腔粘膜炎が重症化すると、回復のため、がん治療を一時中断することがあり、治療計画に悪影響を与える場合があります。

適切な口腔ケアを行うことは、口腔粘膜炎の重症化予防において大切です。

Q なぜ口腔内の保湿は重要なの？

A 化学療法や放射線療法で唾液を分泌する細胞がダメージを受けると、唾液が減り、口腔乾燥（口腔内が常に乾燥している状態）が起こります。口腔内が乾燥すると、唾液で食べかすや歯垢を洗い流す作用（自浄作用）が低下し、口腔内の細菌が増殖しやすくなります。また口腔粘膜が傷つきやすくなるため、口腔粘膜炎が重症化しやすくなります。

歯磨き後に保湿剤を使用すると、口腔粘膜を保護し、乾燥を和らげることができます。症状に併せて保湿剤を選ぶことができます（写真3）。頻回のうがいも、口腔内が清潔に保たれるだけでなく、保湿にも有効です。

一言メモ

- 耳かき1杯の歯垢中に約1億個の細菌が存在します。
- 口腔内細菌は全身のトラブルを起こす原因です。
- 全身状態が悪化し、免疫能が低下している患者さんほど口腔ケアが重要です。
- がん治療の前に歯科口腔外科を受診しましょう。
- 正しい歯磨き方法の指導を受けましょう。
- 口腔内を保湿し、口腔粘膜を保護しましょう。

Q&Aでわかる最新治療

Q 複数の病原微生物の遺伝子を同時に調べる「マルチプレックスPCR法」とは、どんな検査ですか?

検査部
長井 篤 部長

小児科
竹谷 健 教授

検査部
三島 清司 技師長

Q なぜ病原微生物を検査するのですか?

A 私たちの生活環境にはさまざまな微生物が存在します。その中で、体内に侵入(感染)し、発熱などの有害な症状を起こすものを病原微生物といいます。感染した病原微生物を倒すためには、病原微生物に適した薬(抗生物質など)が必要です。

適切な薬を使わなければ、生命が危険にさらされるだけでなく、感染症が人々に拡大し、大流行につながることもあります。適切な薬剤を選択するために、感染症の原因である病原微生物を確定することが必要です。

Q なぜ遺伝子を検査するのですか?

A 生物は、細胞の核の中にある、遺伝子と呼ばれる設計図に基づき作られています。種々の生物は、それぞれ特有の遺伝子を持っており、病原微生物ごとに異なります。病原微生物の種類を決定する手掛かりとして、遺伝子検査は大変有用な検査です。

Q マルチプレックスPCR法とは、何ですか?

A 遺伝子を調べる方法として、PCR法(ポリメラーゼ連鎖反応:polymerase chain reaction)があります。検査をしたいサンプルが少量であっても、目的の遺伝子を増幅し、2時間程度で検査結果が得られる方法です。この方法で目や中枢神経系の感染症などにおいて、病原微生物の検出が可能になりました。しかし、1種類の病原微生物の有無しか情報が得られないため、多種の病原微生物の有無を確定するには同様な検査を繰り返す必要がありました。

マルチプレックスPCR法では、頻度の高い複数の病原微生物の遺伝子を同時に調べられるように工夫され、以前より短時間に多くの病原微生物の有無が確定可能となりました。

Q 実際に、どんな病原微生物の診断ができますか?

A 当院では、24種類の重要な病原微生物をマルチプレックスPCR法で調べています(表)。病原微生物の中には、遺伝子検査でなければ検出できないものや、その他の検査方法では検出までに時間を要するものが含まれており、感染症の診断と治療成績の向上に役立っています。

実際の検査は、東京医科歯科大学再生医療研究センターの清水則夫准教授の研究室で開発されたマルチプレックスPCRの系(図1)を用いて行います。この試薬キットには病原微生物を検出するための異なる色素がついた試薬が用いられています。

検査のステップとしては、まず病原微生物がいそうな検体(血液、脳脊髄液、眼の擦過物など)を採取します。

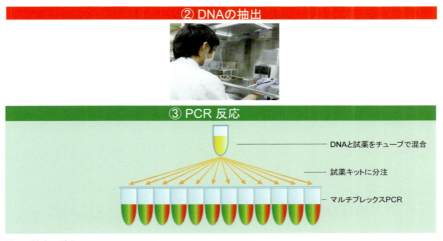

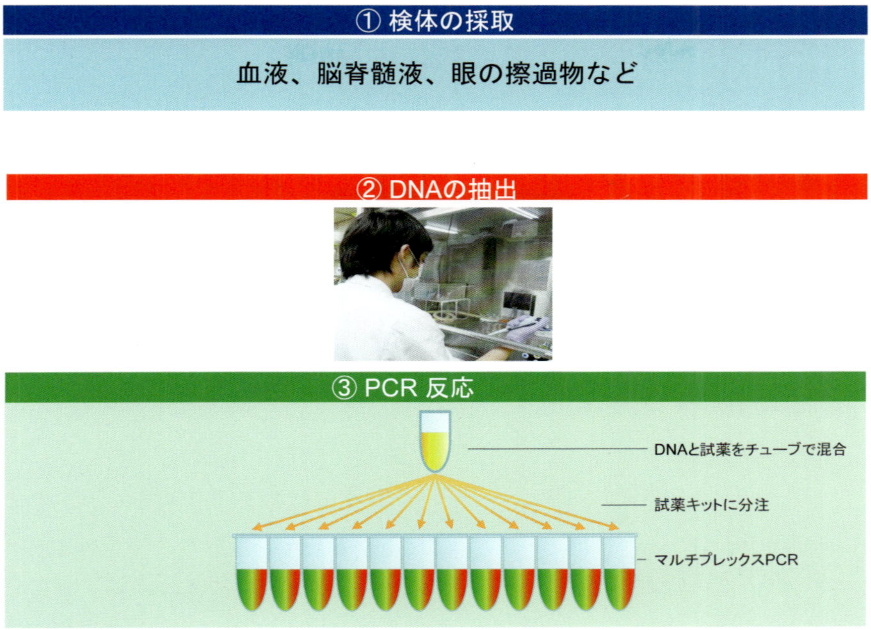

図2 検査の流れ
中野聡子：病原微生物検索のための新しい網羅的PCRシステム，眼科手術 30(1)：100-104，2017 改変

次のステップとして採取された検体からDNAを抽出する作業を行います。抽出したDNAは専用の試薬と混和し試薬キットに分注します（図2）。

その次に病原微生物を検出するために使用する色素を検出する機械を用いて目的の病原微生物を検出します。病原微生物がいるとDNAの増幅を示す曲線が立ち上がり、病原微生物がいることが分かります（図3）。

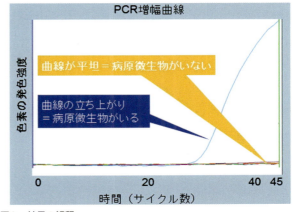

図3 結果の解釈
中野聡子：病原微生物検索のための新しい網羅的PCRシステム，眼科手術 30(1)：100-104，2017 改変

HSV1	BKV	EBV	HHV6	ADV	CMV
HSV2	JCV	VZV	PVB19		HBV
HHV7			HHV8		

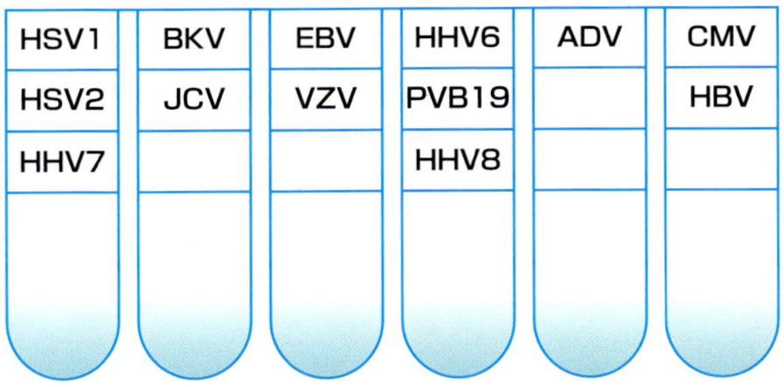

図1 試薬キットについて
1つの試験管の中に1～3菌種を測定する試薬を入れ、それぞれを一度に検出できるようになっています

略名	和名	略名	和名
HSV1	ヒト単純ヘルペス1型	HSV2	ヒト単純ヘルペス2型
VZV	水痘・帯状疱疹ウイルス	CMV	サイトメガロウイルス
EBV	EBウイルス	HHV6	ヒトヘルペス6型
HHV7	ヒトヘルペス7型	HHV8	ヒトヘルペス8型
PVB19	ヒトパルボウイルス	BKV	BKウイルス
JCV	JCウイルス	ADV	アデノウイルス
HBV	B型肝炎ウイルス	HTLV1	ヒトT細胞白血病ウイルス
	クラミジア		トキソプラズマ
	アカントアメーバ		カンジダアルビカンス
	カンジダ・グラブラータ		カンジダクルセイ
	アスペルギルス		フザリウム
	アクネ菌		梅毒

表 検査できる病原微生物一覧

一言メモ

1. 肉眼では確認できないほどの微細な生物を微生物といいます。
2. 微生物には真菌（カビ）や細菌、ウイルスなどが含まれます。
3. 感染症の原因である病原微生物をできるだけ早く明らかにし、早く治療を開始することが重要です。
4. 検査部では、病原微生物を本項で取り上げたような遺伝子による検出に加え、培養して増やして特定する方法も行っています。

Q&Aでわかる最新治療

Q 救命救急センターとは、どんなところですか？

救命救急センター　仁科 雅良 センター長

Q 救命救急センターの特徴とは？

救命救急センターとは、生命の危機に直面するような疾患・損傷の患者さんを治療する施設です。対象とする病気やけがは、多発外傷、脳出血、脳梗塞、急性心不全、肺炎、呼吸不全、消化管出血、急性薬物中毒など、さまざまです。

当院は2012年10月、救命救急センターが認可されました。これまで以上に地域の医療に貢献するため、24時間365日常に救急患者さんを受け入れています。救命救急センター所属の医師が診療にあたりますが、臨床各科の専門医がそろっているという大学病院の特性を生かし、必要に応じて専門的な医療を提供しています。

Q 症状別の治療体制は、どのようなものですか？

① 外傷には転倒（転んだりして）や転落（階段から落ちたりして）で手足や頭を打ったり、包丁やナイフで手を切ったりするものから、重症なものまで、さまざまなものがあります。その中で、交通事故などで頭部や胸部・腹部・骨盤など大きな損傷を複数受傷した状態を多発外傷といいます。高度外傷センターの医師と協力して治療にあたります。
② 脳出血やクモ膜下出血は、脳の血管が破れて頭蓋骨の中に出血するものです。脳梗塞は脳の血管が詰まってしまう状態です。このような場合には急に意識が低下したり、手足が動かしにくくなったり、しゃべりにくくなったりします。神経内科や脳神経外科の医師と協力して治療にあたります。
③ 急性心不全や呼吸不全では、息苦しくなったり顔色が悪くなったりします。循環器科や呼吸器内科と協力して治療します。
④ 胸が痛くなる病気には、急性心筋梗塞や大動脈解離・気胸などがあります。循環器科や心臓血管外科の医師と協力して治療にあたります。
⑤ 消化管出血では血を吐いたり大便が黒くなったりします。血液が足りなくなり、血圧が下がったり体を動かすと息切れがしたりします。消化器内科や消化器外科の医師と協力して治療にあたります。

Q 救急車で運ばれた場合の治療体制とは？

救急車で搬送される患者さんについては、救急救命士や救急隊と緊密に連携して、現場での応急処置に引き続いて治療を行います。

当センターでは、診察室4室、重症初療室2室、経過観察ベッド4床、入院治療のための救命救急センター病棟10床を有しています。重症初療室では、除細動・挿管・中心静脈路確保などを行うことができ、各種救急薬剤を常備しています。無影灯もあり小手術も可能です。センター内にCT室があり迅速に撮影できます。また遠隔地からの搬送に対するヘリポートが隣接しています。

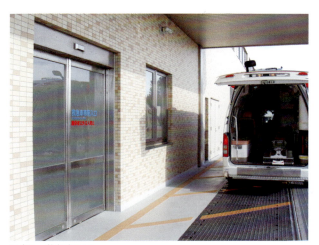
写真1　救急車入口

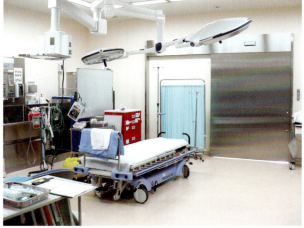
写真2　救命救急センター初療室

Q 救急車以外で受診した場合の治療体制とは？

A また、腹痛や発熱などの一般救急も対応しています。自身で来院された患者さんには、まず看護師が血圧や体温などを測定し、病状を確認した上で緊急度を判断します。この緊急度に応じて、できるだけ速やかに診療を行います。このときに診療の順序が前後することもありますが、ご理解をお願いします。

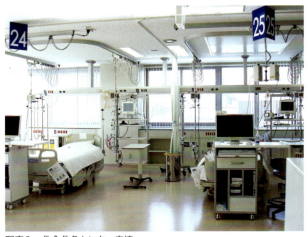
写真3　救命救急センター病棟

Q 入院が必要と言われたら？

A 入院が必要な場合には、病状に応じて集中治療室（ICU）・救命救急センター病棟あるいは一般病室に入院となります。

　ICUおよび救命救急センター病棟は、高度の呼吸循環管理などを行う病室です。看護師やスタッフが常駐して、人工呼吸管理を行ったり、心電図モニター・経皮的動脈血酸素飽和度などをモニターしたり、点滴や薬剤投与を続けることができます。

一言メモ

お薬手帳をお持ちください

救急に限らず病院を受診するときは、ぜひお薬手帳をお持ちください。診療する上で、現在、服用している薬がとても重要な情報です。今日は、けがだから内科の薬は関係ないだろうと思われる方がおられますが、けがの治療でも必要です。

Q&Aでわかる最新治療

Q 重症患者さんの予後の改善を目指した最新の集中治療管理とは？

集中治療部
三原 亨
助教

集中治療部
榊原 学
助教
（現・松江赤十字病院）

集中治療部
和田 穣
助教

集中治療部
齊藤 洋司
部長

集中治療部
二階 哲朗
副部長

集中治療部
串崎 浩行
助教

Q どのような患者さんが集中治療部で治療を受けますか？

A 集中治療部では、治療しなければ命にかかわる重症患者さんを受け入れ、急性期の治療およびケアを行っています。集中治療部への入室は、救急外来に重症な状態で搬送された場合、入院治療中に病態が悪化した場合、大手術や術後全身状態が安定しないなど、集中全身管理が必要な場合です。重大な病気・病態を生じている点では共通していて、さまざまな状態の患者さんが集中治療部での管理を受けます。当部では内科的疾患、外科的疾患にかかわらず、新生児を除くすべての患者さんが受け入れの対象となります（写真）。

内科的な疾患としては、心肺蘇生後、過度な血圧低下、循環不全を呈するショック状態、感染症が悪化し敗血症を生じた状態、呼吸不全と言われ低酸素血症を生じた状態（重症肺炎、肺血栓塞栓症、肺水腫、閉塞性肺障害や間質性肺炎の急性増悪など）、肝不全、重症急性膵炎、急性腎不全、意識レベルの低下を呈した状態（脳梗塞、脳出血、くも膜下出血など）、重症な神経筋疾患（重症筋無力症、ギランバレー症候群など）などがあげられます。当部では、これらの病気が原因で重症化した患者さんの治療にあたります。

さらに侵襲的手術の術後など、外科的な治療を受けた患者さんの積極的なケアを行っています。手術は本来、内科的な治療では根治できない病気に対して、外科的根治を目指しますが、手術の部位（心臓、肺、脳、肝臓、食道、膵臓など）、手術の内容、手術時間、出血量などによっては身体的にストレスがかかり、心臓や呼吸・脳の機能など生命にも影響する合併症が出てくる可能性があります。そのような手術を侵襲的手術といいます。

特に高齢者や手術を行う病気以外の疾患（心臓・呼吸器疾患・糖尿病など）を持っている患者さんには注意が必要で術後、当部において集中的な全身管理を行い、合併症に対応していくことで手術を成功に導きます。多発外傷、重症頭部外傷・脊髄損傷など重症の外傷患者さんの治療も行っています。

Q 集中治療部では、どのような治療が行われますか？

A 集中治療は、英語では Intensive care といわれます。治療（cure）だけでなく、治療とケア（care）を並行して行い、集中治療を受ける患

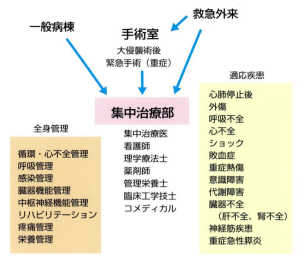

図 代表的な集中治療適応疾患と治療

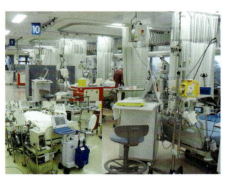

写真 集中治療室

者さんや家族が安心して治療を受けられるよう努めています。このような医療体制（図）をとるため、主治医だけでなく集中治療医が24時間体制で集中治療に従事しています。一般病棟では、患者さん7人に対して1人の配置ですが、集中治療では、患者さん2人または1人に対して看護師は1人配置し、重症ケアを行っています。

当部では、前述のような重篤な疾患（図）の治療にあたります。そこで重要となるのは、原因となる病気を治すことはもちろんですが、治療をサポートする、以下のようなケアが必要です。

- 心臓が悪い状態…薬剤や補助循環といわれる治療
- 呼吸が悪い状態…酸素療法や人工呼吸管理
- 敗血症、肝臓や腎臓が悪い状態、特殊な神経筋疾患…血液ろ過透析や血漿交換などの血液浄化療法
- 意識障害など脳機能の異常…低体温療法、麻酔薬などの薬剤の使用、脳圧のコントロール

そして、治療が適切、効果的に進んでいるのか、また合併症が生じていないかモニタリングを行うことが重要となります。身体診察とともに心電図・血圧・経皮的酸素飽和度、呼気炭酸ガスモニターなど機器を使用した生体モニターを行います。一般病棟では設置されていない最新の特殊モニターを用い、意識レベルや呼吸や心臓の機能評価を行うこともあります。

また侵襲的手術の術後には術後の痛みが生じ、一部の治療は患者さんにとってストレスを伴う可能性もあります。そのため、痛みやストレスの軽減を行うことも治療の上で大変重要となります。

Q 集中治療で目指していることは？

A 先述のように、当部では重症化した患者さんを積極的に受け入れ、治療を行い、疾患に苦しむ患者さんを少しでも早く回復できるような治療や治療体制をとっています。

大切なことは、入室された患者さんが病気になる前と同じ日常生活に戻ることです。そのためには治癒を促進することと同時に、患者さんが持っている身体機能を維持することが重要になります。ケアの充実が不可欠です。近年、このようなケアの充実により生命予後の改善がいわれています。

痛みの管理、早期リハビリテーション、積極的な栄養管理、せん妄予防などが重視され、当部では医師、看護師、理学療法士、薬剤師、管理栄養士、臨床工学技士などによるチーム医療で治療やケアにあたっています。

一言メモ

- 患者さんの生命予後の向上を目指し、あらゆる重症患者さんの受け入れを行います。
- 重症化の原因となった病気の治療やケアを集中的に行います。
- 少しでも早く重症の状態が回復するように治療を促進します。
- 患者さんの機能を失うことなく社会復帰できるよう全身管理を行います。
- 24時間体制の重症ケアを行います。
- 医師、看護師、理学療法士、薬剤師、管理栄養士、臨床工学技士によるチーム医療を重視し集中治療を行います。

Q&Aでわかる最新治療

Q 「心臓疾患」を予防するための運動とは?

リハビリテーション部
今岡 圭（いまおか けい）
理学療法士

リハビリテーション部
江草 典政（えぐさ のりまさ）
理学療法士

リハビリテーション部
馬庭 壯吉（まにわ そうきち）
部長

Q 自宅でできる運動は?

A 基本的にはウォーキングをお勧めしています。楽に歩ける程度から、ややきつく感じる程度の速さで20分程度を目標に歩きます。歩くことに慣れていない方は、最初は短い距離（5分程度）から始め、徐々に時間を延ばしていきます。できれば1週間に3回以上行うと効果的です。

運動の強さは目標となる脈拍を設定して調整します。目標となる脈拍は個人で異なるため、自宅で運動する際には「楽」～「ややきつい」と感じる速度で歩くのが適切です。当院では、専用の器械を用いた運動負荷試験（CPX、写真1）を行い、安全な運動の強さ（目標心拍数）を測定して運動指導を行っています。

風邪（かぜ）などで体調が悪い日、食事が十分とれていない日、前夜に眠れなかった日、夏のとても暑い日、冬のとても寒い日などは心臓に負担がかかるため、無理をしないことが大切です。

Q 運動すると、どのような効果が得られますか?

A 運動療法は、心臓疾患の予防だけでなく、その進行や再発の予防にも有効です。運動療法によって運動耐容能（運動能力、体力）が増加し、日常生活のQOL（生活の質）が改善します。収縮期血圧が低下し、HDLコレステロール（善玉コレステロール）が増え、中性脂肪が低下します。血小板凝集能（けっしょうばんぎょうしゅうのう）、血液凝固能（けつえきぎょうこのう）を低下させます。また喫煙率も減少することが分かっています。

特に心不全の悪化による入院が減少し、冠動脈疾患（狭心症（きょうしんしょう）や心筋梗塞（しんきんこうそく）など）や虚血性心不全の患者さんの生命予後の改善につながります。心臓疾患の患者さんは、持続的に交感神経が緊張状態にあり、心不全の悪化や重症な不整脈の発生に影響しています。運動療法によって交感神経の緊張を和らげ、反対に副交感神経の緊張を高め、致死的な不整脈の発生を抑えることできます。

（「心血管疾患におけるリハビリテーションに関するガイドライン2012年改訂版」を参考）

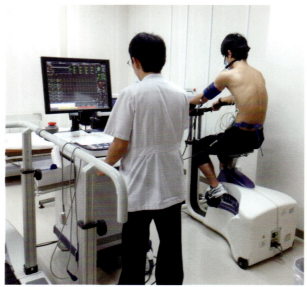

写真1　CPXの器械、実施風景

Q 心臓疾患のある方は、どのような運動を行いますか？

A 整形外科の手術後や、脳卒中で麻痺(まひ)のある患者さんがリハビリを行うように、心臓疾患の患者さんも「心臓リハビリ（心リハ）」を行います。心臓をいたわるため、安静にばかりしていては、かえって心臓機能や体力低下につながります。とはいえ、無理な運動を行うと病気を悪化させます。そこで「運動処方」が必要となります。

運動処方は運動負荷試験（前述）を行い、最適な運動強度を決定した上で行います。入院中の心リハに引き続き、退院後もこの運動処方に基づいて外来リハビリ（監視下運動トレーニング、写真2）、在宅での運動療法を行います。退院後の心リハ外来では自転車こぎ運動を約3か月間、週に1～3回行います。自宅での運動には、水中歩行やゴルフなども取り入れることもできますが、その際には循環器内科、心臓血管外科の主治医の指導を受けてください。当院では循環器内科、心臓血管外科からの紹介患者さんの心リハを2012年から開始しており、年々増加しています（図）。

心リハでは運動療法だけでなく、生活指導（心臓疾患に対する知識、食事療法、禁煙、日常生活での注意事項）、服薬指導なども併せて行いますので、病院スタッフにお問い合わせください。

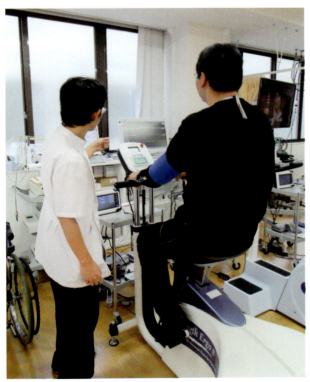

写真2　訓練室での自転車こぎ運動
血圧、脈拍、酸素飽和度を常時監視しながら安全に実施します

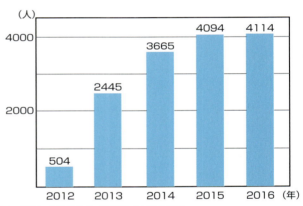

図　当院における心リハ患者延べ人数の推移
循環器内科、心臓血管外科からの紹介患者さんの心リハ件数は、年々増加しています

一言メモ

予想される最大心拍数（1分間の心拍数）は、(220－年齢)の式で計算できます。実際に運動する場合には、その70％程度の脈拍数を目標にします。60歳の方では、(220－60)×0.7＝112（拍／分）程度がお勧めです。心臓疾患のある方は最大能力の40～60％（心不全では30～50％）が適切です。実際には「楽」から「ややきつい」程度の運動を開始して、息が弾んできた時点の脈拍数となります。βブロッカーなどの薬を服用している患者さんの場合は、脈拍が抑えられるため注意が必要です。

Q&Aでわかる最新治療

Q 緩和ケアとは、何ですか？

緩和ケアセンター　中谷　俊彦（なかたに　としひこ）センター長

Q 緩和ケアの用語：ケア（Care）とキュア（Cure）の違いとは？

A 英語にキュア（Cure）とケア（Care）という言葉があります。

キュア（Cure）は、「治療する、治す」と和訳します。病気やけがの患者さんは、この治療（キュア）を求めて受診して、病気やけがを治して日常生活に戻っていきます。しかし、すべての病気が治せるわけではありません。治療が効かない困難な病気を抱えて、途方に暮れてしまう患者さんや家族も少なくありません。

ケア（Care）は、「かかわる、関心を持つ」という意味で、医療においては看護ケアなど、さまざまな専門ケアがあります。一般の方でもできることは、関心を持つことで患者さんの癒やしにつなげることができます。人として生きていく上で欠かせない、周りの大切な方々との温かいかかわりを大事にしていくこと、これがとても重要であり、緩和ケアを行っている私たちの基本姿勢です。

Q 緩和ケア、用語の定義はありますか？

A 緩和ケアは、WHO（世界保健機関）で用語の定義がなされています。しかし、それを全部記載すると専門的で一般の方には少し理解しづらくなりますので、ここでは分かりやすくまとめます。

緩和ケアとは「命を脅かす病気による『身体や心のつらさ』を和らげて、患者さんとご家族を支えて、自分らしい生活を送ることができるようにするための取り組み」です。

Q 「緩和ケア＝終末期」ではないのでしょうか？

A 緩和ケアは、決して病気の終末期だけに行うものではありません。がんなど「皆さんが治療が難しいと考えて恐れている病気」と診断されたとき、心を穏やかにして、これからのことを冷静に考えられる患者さんは、まずいません。さまざまな不安が頭をよぎり、嫌なことばかり考えてしまうでしょう。「これから自分はどうなるのか？」「家族は大丈夫なのか？」「医療費もかかってしまうし、生活が困る」。そのような心のつらさは患者さんや家族を苦しめます。緩和ケアは、痛みなど体のつらい症状の緩和だけではなく、心のつらさにも寄り添います。

気持ちが不安定だと「これから、どうしていくことが自分や家族にとって大事なのか」という、とても大切なことを考えるのが困難になります。緩和ケアによって、気持ちのつらさを和らげることで、今後のことを少しでも前向きに考える助けになります。また、治療に伴う苦痛症状を和らげることで、治療に前向きに取り組みやすくなります。

当院には、社会保障制度に詳しい医療ソーシャルワーカー（MSW）が在籍しており、医療経済的な

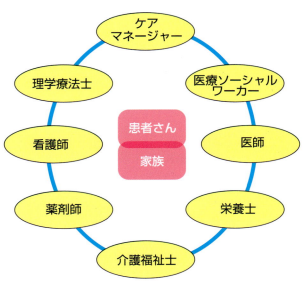

図　緩和ケアのチーム医療
緩和ケアは各専門職種が集まって、患者さん・家族を中心としたチーム医療を行っています

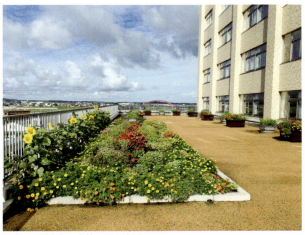

写真1　緩和ケア病棟の屋上庭園
ボランティアの方が整備してくれている花壇を眺めながらくつろげます。床はウッドチップの衝撃吸収式で体にやさしい作りにしています

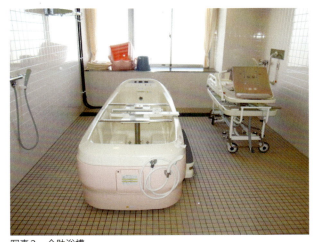

写真2　介助浴槽
横になったままで入浴できるので、体の不自由な方でもお風呂に入ってさっぱりできます

相談にも応じています。「緩和ケア」と聞いて「ああ、もう終わりだ」「何もすることがないから、意味がないのだ」などと悲観的になる必要はありません。

当センターは、緩和ケアチーム、緩和ケア病棟、緩和ケア外来と全国の大学病院でも有数の部門を持っています。医師、看護師、薬剤師、理学療法士、栄養士、医療ソーシャルワーカーなど、各医療の専門家が集まってチーム医療を行っています（図）。今現在と、これからの生活を少しでも穏やかに、その人らしく過ごしていくための取り組みです。遠慮なく相談してください。

一言メモ

緩和ケアは、命を脅かす病気で苦しむ患者さん・家族を支えて、自分らしい生活を送るための取り組みをしています。

各医療専門職が集まって、患者さん・家族へのチーム医療を行っています。

難しい病気と診断されてから緩和ケアを行います。決して終末期だけの医療ではありません。

Q&Aでわかる最新治療

Q 麻薬を使うと聞きましたが、中毒になりませんか？

緩和ケアセンター　中谷 俊彦（なかたに としひこ）センター長

Q 麻薬とは、何ですか？

A 麻薬とは、「麻薬及び向精神薬取締法」で麻薬と法律で規定された物質のことをいいます。この中にはモルヒネなど、医薬品として取り扱われているものも含まれています。

法律で麻薬指定された物質を違法に使用すると精神的な依存をきたし、社会生活の秩序が保てなくなり大変なことになるため、国内だけでなく世界各国で厳しく規制されています。麻薬の違法使用や違法売買などに対して、きわめて重い刑罰が科せられる国もあります。

しかし、医学・薬学の立場から見た場合、モルヒネなどの麻薬はとても有効な鎮痛作用や呼吸苦緩和作用があります。薬として正しく使用できることが、これまでの医学研究で分かっており、医療現場では通常の医薬品と同様に使用されています。私たち医療従事者はあえて「医療用麻薬」という用語を使い、その使い方などの説明をしています。

Q 医療用麻薬とは、どのようなものですか？

A 医薬品として使用されている麻薬です。医療用麻薬は、鎮痛効果、鎮静効果、呼吸苦症状緩和効果など、患者さんの苦痛症状に対して有効であることが、医学研究結果で明確に示されています。

がんによる痛みなどの難しい痛みに対しては、医療用麻薬を使用せずに対応することは困難です。さらに、がん以外の難治性慢性痛にも医療用麻薬が使用され、手術麻酔や手術後の鎮痛にも一般的に使われています。ただし、医療用麻薬は処方された患者さんに対してだけ使用が許可されています。

医療用麻薬の貼り薬などもあり、使いやすくなっていますが、ほかの人に譲渡した場合は「麻薬及び向精神薬取締法」に違反することになります。患者さん本人だけに使用が許されたものです。

Q 麻薬中毒が心配です。医療用麻薬を使っても大丈夫でしょうか？

A 皆さんが麻薬中毒と聞くと、「麻薬をやめられなくなり、日常生活がむちゃくちゃになって、どうしようもない人間失格の烙印が押されてしまう」「麻薬欲しさに、とんでもない犯罪行為をしてしまい、大変なことになるのでは」など、恐ろしいことを連想されるでしょう。

これは、医療用でなく専門知識も持たず、違法に麻薬を使用した場合に起こります。だから法律で厳しく規制されているのです。しかし、痛みなど患者さんを困らせるつらい症状を和らげるために医療用麻薬を使用することで、そのようなことが起きることはまずありません。

私たち医療従事者とともに医療用麻薬を正しく使うことで、痛みから解放されて普通の生活をしている患者さんが数多くいらっしゃることは事実です。

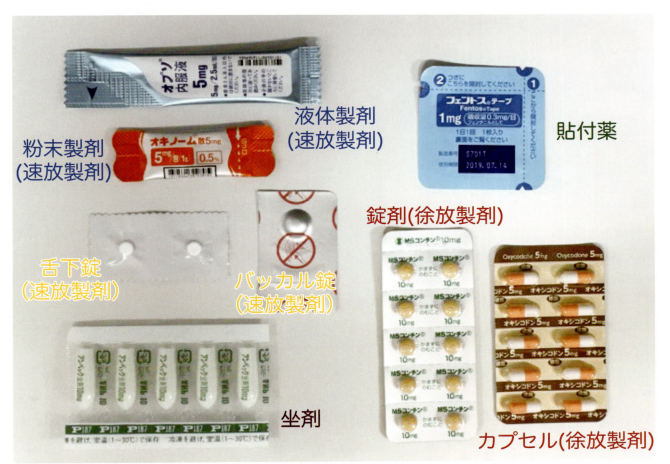

写真　病院で使われている医療用麻薬見本
さまざまな医療用麻薬が使用されています

普通に使用していただいて問題はありません。医療者とともに正しく使うことが、医療用麻薬を使うコツです。

　医療用麻薬は医薬品なので、副作用についての説明が必要です。副作用としては、便秘、使用初期の吐き気、眠気などがあります。その副作用対策の薬も使用していただくことになります。使用する薬が増えますが、これも医療用麻薬を適切に使用するために必要なことです。心配なことがありましたら、遠慮なく担当医師に相談してください。

> **一言メモ**
>
> 麻薬は法律で指定された物質で、社会では厳しく取り締まられています。
> 医療用麻薬は、鎮痛効果など苦痛症状緩和に優れた医薬品です。
> 私たち医療従事者とともに正しく使うことで、中毒にならずに普通の生活を送ることができます。
> 副作用対策の薬（便秘薬、吐き気止めなど）も必要ですが、心配なことは遠慮なく相談してください。

Q&Aでわかる最新治療

Q 分子標的薬による炎症性腸疾患（IBD）の治療とは？

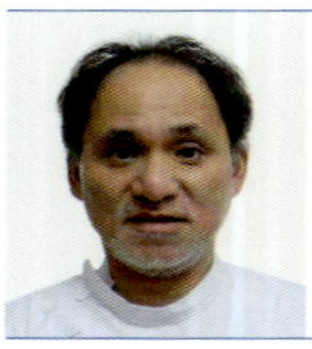

IBDセンター　石原 俊治（いしはら しゅんじ）センター長

Q IBDの治療には、どんな方法がありますか？

A　クローン病と潰瘍性大腸炎（かいようせいだいちょうえん）は炎症性腸疾患（IBD）と呼ばれ、難治性で再燃を繰り返すことから、厚生労働省の指定難病に認定されています。

治療の基本は、活動期の寛解導入療法と、寛解導入後に行う維持療法です（図1）。寛解導入療法は、症状や検査値を健常の状態にする「火消し」のような治療で、維持療法は、良い状態を保ち再燃を防ぐための治療です。IBDは難治性で再燃率も高いことから、適切な治療法の選択と長期にわたる根気強い治療の継続が必要になります。

現在、国内で行うことが可能な内科的治療法を、寛解導入療法と維持療法に分けて「図1」に示しました。治療法には、栄養療法、薬物治療、血球成分除去療法が含まれますが、中でも内科治療の中心と

なるのは薬物治療です。治療に用いられる薬剤は、寛解導入に用いる薬剤、維持療法に用いる薬剤、寛解導入にも維持にも使用する薬剤に分かれます。ここで取り上げるTNF（腫瘍壊死因子（しゅようえしいんし））阻害剤は、近年、クローン病と潰瘍性大腸炎に使用可能になった薬剤で、寛解導入と維持の両方に効果があります。

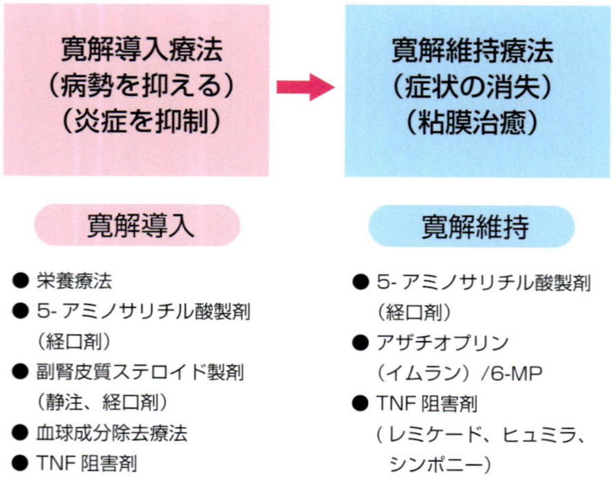

Q TNF阻害剤とは、どのような薬剤ですか？

A　TNFは、炎症を引き起こすサイトカインと呼ばれる因子の1つで、腸粘膜の炎症細胞から分泌されます。TNFは血液や腸粘膜に存在して、IBDの発症や増悪に深くかかわります。TNF阻害剤というのは、TNFの働きを減弱させて腸炎を改善させることを目的に開発された分子標的薬剤というグループに属する薬です。

TNF阻害剤の本体は「抗体」と呼ばれる分子であり、この抗体製剤は主に2つの機序（仕組み）によって炎症を抑制します。まず、本剤が血液中や組織中に存在するTNFに結合してTNFの効果を中和することで腸炎を抑制します（図2A）。もう1つの機序は、本剤がTNFを産生する細胞に作用して、その細胞を死滅させることで発揮されます（図2B）。

現在、国内でIBDの治療に使用可能なTNF阻害剤は、レミケード、ヒュミラ、シンポニーの3剤です。現時点では、シンポニーの保険適用は潰瘍性大腸炎だけになっています。レミケードはヒトとマ

図1 IBD治療の理想

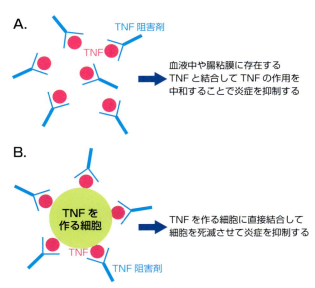

図2 TNF阻害剤の効果

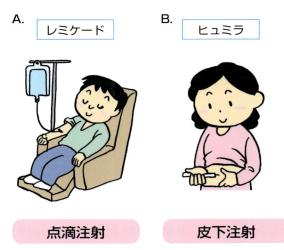

図3 TNF阻害剤の投与

ウスの成分が混在した抗体製剤で点滴によって投与します（図3A）。一方、ヒュミラとシンポニーはヒト型の抗体製剤で皮下投与します。ヒュミラは自己注射が可能です（図3B）。TNF阻害剤は免疫を抑制する薬剤であり、使用にあたっては感染などに十分な注意が必要ですが、世界的に広く安全に使用されている薬剤です。

Q TNF阻害剤は、どのような患者さんに使用されますか？

A TNF阻害剤は、すべての患者さんに用いる薬剤ではありません。本剤は、アミノサリチル酸製剤や副腎皮質ステロイドなどが無効な中等症から重症の症例、あるいは長期にステロイドが使用されている症例（ステロイド依存）に対して使用します。しかし、重症例の中には本剤を第1選択薬として用いる場合もあります。IBDの病状は、それぞれ異なることから、本剤の有効性については個人差があり、ほかの治療方法の選択も含めて、主治医と十分に話し合うことが必要です。

本剤は、クローン病と潰瘍性大腸炎のいずれにおいても、寛解導入と維持の両方に効果があることが確認されています。維持療法中に本剤を中止した場合の再燃率については、十分な検討が行われておらず、明確な回答は得られていません。一方、症例によっては、寛解維持中に本剤の効果が減弱してくる現象（2次無効と呼ばれています）があり、TNF阻害剤の投与量を増やすことによって効果が回復することがありますが、現在の保険制度で薬剤の増量が認められているのは、クローン病だけです。

一言メモ

1. IBDの治療には寛解導入療法と維持療法が必要です。
2. TNFはIBDの発症と増悪に関連する因子です。
3. TNF阻害剤はTNFの作用を減弱させる薬剤です。
4. TNF阻害剤の本体は「抗体」と呼ばれる分子です。
5. 国内ではレミケードとヒュミラが使用可能です。
6. TNF阻害剤は寛解導入と維持療法に使用可能です。
7. 中等症から重症に本剤の使用は推奨されます。
8. 本剤の有効性には個人差があります。

Q&Aでわかる最新治療

Q 重症外傷を救命するための「ダメージコントロール手術」とは、何ですか?

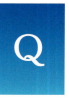

高度外傷センター　渡部 広明（わたなべ ひろあき）センター長

Q 病院到着と同時に手術ができる体制には、どんなメリットがありますか?

A 全国で3万9011人。日本全国で2014年に交通事故を含めた不慮の事故で亡くなった方の総数です*。思わぬ事故で大切な命を落とす方は驚くほど多いのです。こうした状況は島根県も例外ではなく、不慮の事故死を減らすための努力が求められています。重症外傷患者さんのうち大量出血を伴った方は一刻も早く止血を行い、血圧の安定を得ることが救命には欠かせません。

しかし、患者さんが病院へ到着すると同時に、救急室で命を救うための手術を開始できる施設は限られています。高度外傷センターでは、大量出血などで生命の危機にある重症外傷患者さんの生命をつなぎ、救命するための手術（蘇生的手術）と緊急輸血を当センター救急室搬送直後に開始できる体制を確立しています。輸血は、当センターの救急室内に常備しており、ただちに投与開始可能となります。

心停止が差し迫った患者さんであれば、救急室内で蘇生的開胸術という手術を行うことができます。腹部や骨盤などからの大量出血に対しては、胸を開いて出血部位の上流である大動脈を遮断して一時的に止血するとともに、脳、心臓といった生命維持のために重要な臓器への血液の流れを増やし、血圧を上昇させることで心停止を回避することができます。

この手術は、医師が開始を決断してから数十秒以内に開始できます。病院到着と同時に蘇生的手術を

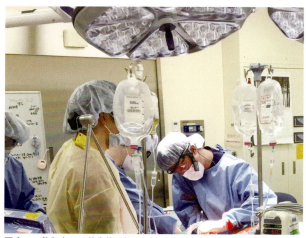

写真1　救急室での蘇生的手術。この手術によって心停止が回避されます

開始できる体制によって、従来、救命することが困難と考えられた重症外傷患者さんの救命が期待されています。

*出典：平成26年人口動態統計月報年計（概数）の概況、厚生労働省

Q ダメージコントロール手術とは、どんな手術ですか?

A 大けがによる大量出血で、生命の危機的状態にある患者さんを救うことは容易ではありません。患者さんは低体温に陥り、大量出血の結果、血液止血機能が破綻して出血が止まらなくなり（血液凝固異常）、さらに代謝性アシドーシスという重篤な状態になります。

低体温、血液凝固異常、代謝性アシドーシスは「外傷死の三徴（さんちょう）」と呼ばれ、きわめて救命率の低い状態

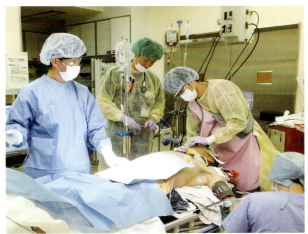

写真2　重症外傷患者における初期診療。搬送と同時に気管挿管や輸血を開始することができます

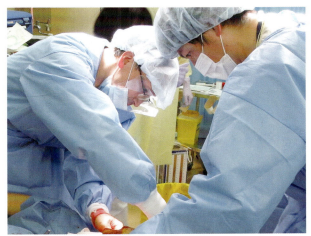

写真3　重症胸部外傷に対する蘇生的手術。迅速に救急室で呼吸状態の安定を図ります

の指標とされています。このような場合は、手術を継続しても出血を止めることはできず、結果的に救命ができないといわれています。

こうした重篤な外傷患者さんを救うために考案されたのが「ダメージコントロール手術」です。この手術は、短時間で止血と感染防止の処置だけを行い、いったん手術を終了し、次に集中治療室で全身状態を立て直してから、数時間後に再度根本的な治療を行うという新しい治療戦略です。予定手術では、すべての処置後に手術を終了するのが常識ですが、こうした生命の危機にある患者さんは、常識に捉われた手術を継続すると救命できないことがあります。

ダメージコントロール手術は、現在あるダメージだけを一時的にコントロールして、生命を維持することに主眼を置いた、言うなれば、究極の救命治療といえます。

この手術は、重症外傷患者さんの救命のために、きわめて重要な治療戦略として全世界的に認知されている治療法ですが、それを実践できる施設はまだ国内には決して多くはありません。当センターは、ダメージコントロール手術の実績のある経験豊富なスタッフを擁し、これを24時間実施できる体制をとっています。

Q 高度外傷センターでの外傷患者さんの救命率はどのくらいですか？

A 当院では2016年の1年間に救急搬送、または入院が必要だった869人の重症患者さんについて対応しました。このうち、当センターで入院加療を受けた患者さんの68.7％を重症外傷（AIS≧3、AIS〈Abbreviated Injury Scale〉は外傷患者の重症度を示す指標）と判定しました。同様に48.0％の方が多くの部位に同時多発的に損傷を負っている多発外傷でした。

こうした重篤な外傷患者さんについては、生理学的徴候（意識状態、血圧、呼吸数、年齢など）から予測生存率が計算されます。2016年は、予測生存率87.9％に対して当センターでの実際の生存率は97.3％と、予測を約10％上回る良好な成績をあげています。一般に救命困難と考えられる予測生存率50％以下の患者さんにおける救命例（予測外生存例）が1年間に7例ありました。

一言メモ

- 大きなけがによる重症外傷患者さんの救命のために、蘇生的手術を来院と同時に実施できる体制を整備することが救命率向上につながります。
- ダメージコントロール手術は、救命困難な重症外傷患者さんを救命へと導くための、究極の救命治療といえます。

Q&Aでわかる最新治療

Q 周産期母子医療センターでは、どのようなことをしているのですか?

周産期母子医療センター(産婦人科)
金崎 春彦 センター長
(かなさき はるひこ)

周産期母子医療センター(小児科)
柴田 直昭 副センター長
(しばた なおあき)

Q 周産期母子医療センターとは?

A 当院は2015年10月、島根県地域周産期母子医療センターに指定され、2016年4月に院内に周産期母子医療センターを設置しました。

周産期母子医療センターでは、妊娠に伴う合併症を患っている、胎児に何らかの病気が疑われるなどのリスクの高い妊婦さんや未熟児、生まれつきの病気を抱える赤ちゃんを出生前から分娩・出産、その後の治療までを一貫して集学的に診療しています。また妊婦さんや赤ちゃんに突然起こる緊急事態に24時間体制で対応する、母子のための救命救急センターとしての役割も果たしています。

当センターは、主に産科部門と新生児部門に分かれ、それぞれ産婦人科医と新生児科医・小児科医が診療にあたっています。また眼科医や臨床遺伝専門医、麻酔科医、小児外科医、小児循環器外科医などと幅広く連携して診療しています。

特に当院は、島根県内で「小児外科」「小児循環器外科」の診療を専門的に行っている唯一の医療機関でもあります。生まれつきの病気などのため、新生児期に手術が必要になった場合は、県内の周産期母子医療センターと連携して患者さんを搬送し、治療する体制を整えています。

Q 周産期センターでは、どんな診療を行っていますか?

A 当センターは、2016年8月にリニューアルし、当院外来棟3階のフロアに移転しました。分娩室3床とNICU(新生児集中治療室、写真2)6床とGCU(新生児成長回復室、写真3)9床が同一フロアとなり、センターとしての機能がさらに強化されました。

陣痛が始まった妊婦さんは、産科病棟から分娩室に移動していただき分娩に備えます。当院の分娩室

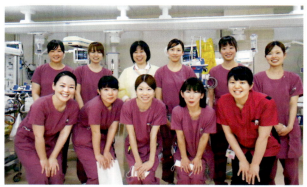
写真1　NICU・GCUスタッフ一同

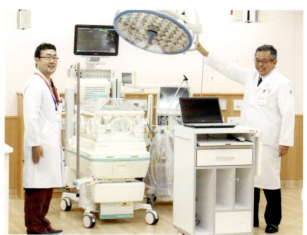
写真2　NICU。手術対応病床

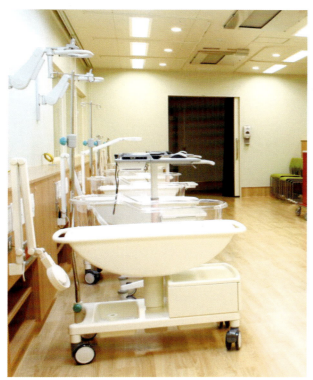

写真3　GCU

は、広く十分なスペースを確保しており、プライバシーに配慮したお産ができる環境を整えています。一方で、母児に突発的な事態が起こった場合は、手術室と同一フロアで直結しているので迅速に移動し、緊急帝王切開を行うことができます。

NICUでは、予定より早く小さく生まれた赤ちゃんや、生まれつきの病気を持った赤ちゃんに対して保育器や人工呼吸器など、さまざまな医療機器を用いて、24時間体制で治療にあたっています。また、低酸素性虚血性脳症に対する低体温療法や、新生児遷延性肺高血圧症に対する一酸化窒素吸入療法、ECMO(人工心肺装置)、人工透析療法など特殊な治療が必要な赤ちゃんに対応するための診療体制を整えています。

GCUは、NICUでの集中治療を終えた赤ちゃんや、比較的軽症の赤ちゃんが入院する病床です。退院に向けて、哺乳や沐浴などの練習を家族と一緒に取り組んでいます。

NICU・GCUは新しい家族の関係を築く場所でもあります。特に当院ではお母さんと赤ちゃんの関係性を重視し、母乳を大切にした栄養管理や母親と児のスキンシップを早期から行うなどファミリーケアを積極的に行っています。また、赤ちゃんにとってできるだけ低侵襲な治療（体への負担の少ない）を心掛け、赤ちゃんの成長発達過程に併せた環境の調整に努めています。

Q 島根県の周産期医療を守るためには？

A 当センターでは、全国の周産期母子医療センターで受けられる標準的な治療を島根県のお母さん・赤ちゃんに提供することをモットーに対応しています。スタッフは島根県出身または島根大学出身者が多く、「島根県のお産・子どもたちは自分たちの手で守りたい」という思いで日々診療にあたっています。

一方で、昨今の報道にもあるように島根県の周産期医療体制は人員不足のため厳しい現実に直面しています。周産期医療体制を維持するために、当センターは県内の周産期母子医療センターと連携して人材育成、診療体制の充実に努めてまいります。

一言メモ

ヒトの妊娠期間は昔から十月十日といわれ、およそ10か月（40週）が通常です。妊娠37週未満で生まれるお子さんを早産児といいます。出生体重によって2500g未満のお子さんを低出生体重児、1500g未満のお子さんを極低出生体重児、1000g未満のお子さんを超低出生体重児とそれぞれ定義します。
国内では妊娠24週（妊娠6か月）以降であれば、多くの新生児を救命することが可能です。新生児死亡率（1000出生に対する死亡数）は1.1と世界で最も低いです。

Q&Aでわかる最新治療

Q 食事に困ったときに、相談できるところはありますか？

栄養治療室　平井　順子（ひらい じゅんこ）　管理栄養士

Q 栄養食事指導の内容について教えてください

A 栄養食事指導は、医師が厚生労働大臣によって定められた特別食による栄養法が必要だと認め、栄養士に栄養指導の指示を出した場合に、治療の一環として行っています。患者さんの生活環境や好みを考慮しながら、医師が指示する食事がとれるようにサポートしています。

栄養食事指導には個別指導と集団指導があります（表）。個別指導は、外来と入院の患者さんを対象に実施しています。食習慣や生活状況を確認し、患者さんごとに適切な食事量や食事内容について説明を行っています。食事記録や血液検査結果、体の脂肪量や筋肉量を測定できる体組成分析器を活用し、栄養摂取量に過不足がないかを確認しながら、継続方法を個別に提案しています。

集団指導は、入院中の糖尿病患者さんが対象です。互いの実践経験を基に、糖尿病の食事療法について一緒に考え、学ぶ場として位置づけています。

栄養食事指導は、外来と入院のいずれも、医師の指示による予約制です。「家族も一緒に聞きたいが、日中は仕事で難しい」「体が思うように動かせず、指導室まで行くのが大変」。こうした要望に合わせた指導も可能ですので、主治医や看護師に相談してください。

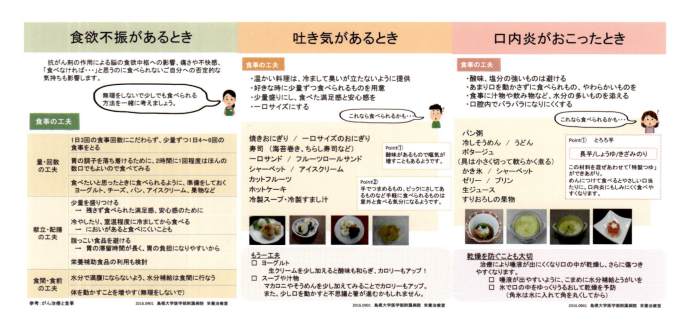

図　がん患者さんの副作用別食事の工夫について、いろいろな資料を用いて指導を行います

	個別指導	集団指導① 糖尿病・生活習慣病	集団指導② 母親学級
対象患者さん	外来・入院	入院	外来妊婦さん
曜日	月曜日～金曜日	月曜日・金曜日	第3木曜日
指導時間	9時～16時	14時30分～15時20分	14時～15時
所要時間	20分～1時間	40分～1時間	1時間程度
場所	外来・入院栄養相談室	AB病棟4階カンファレンス室	受付：産科外来

表　栄養食事指導について

Q がん治療に伴う食欲低下でも相談できますか？

A がん治療中で食事を十分にとることができない、飲み込みがうまくできない（嚥下障害）場合などにも栄養食事指導が受けられます。主治医に相談してください。

- 治療を始めて食欲がなくなった。
- 吐き気や口内炎があって食べにくい。
- 味がしないなど味覚が変わった気がする。
- 手のしびれがあって調理がうまくできない。
- 最近、体重が減ってきている。
- むせて食べにくい、食事の形態を相談したい。
- 利用できる配食サービスなどを知りたい。

このような場合でも、食事が少しでも食べられるよう、さまざまな工夫や実践的な調理方法について

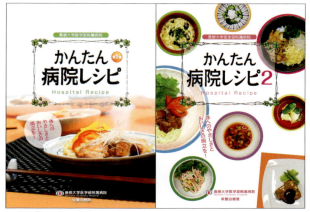

写真　「かんたん病院レシピ」の表紙

提案しています（図）。

Q 簡単に作れる料理が知りたい いい方法を教えてください

A 治療中により体力が低下し、買い物や料理が難しくなることがあります。調理済み食品を利用した料理法や、配食サービスについて紹介しています。2016年4月に「かんたん病院レシピ　第1弾」として当院の病院食のメニューを冊子にし、院内で無料配付しています（写真）。

また、このレシピが好評であったことをうけ、2017年4月には「病院かんたんレシピ2」を作成しました（写真）。今回は、実際に病院食の調理に携わっている栄養士や調理員がおすすめする料理をまとめました。毎日調理を行っている栄養士や調理員からのアドバイスや料理のポイントなども紹介しています。

楽しく、おいしく食べることが続けられるように、私たちスタッフを活用してください。

一言メモ

- 栄養食事指導は予約が必要です。まず、主治医にご相談ください。
- 栄養食事指導は保険診療で行います。
- 入院中の栄養食事指導の時間や指導場所は変更が可能ですのでご相談ください。
- 「かんたん病院レシピ」は院内で無料配布しています。希望される方はお気軽にお問い合わせください。

Q&Aでわかる最新治療

Q 食事について学べる機会には、どんなものがありますか？

栄養治療室　平井 順子（ひらい じゅんこ）　管理栄養士

Q 母親学級で調理実習ができますか？

A 当院では、外来の妊婦さんを対象に、助産師、管理栄養士・栄養士が講師を務める母親学級を毎週木曜に開催しています。

母親学級に参加する妊婦さんの「実際に食事を作ってみたい」「調理技術を学びたい」という要望に応えて、2013年から年4回「マタニティキッチン」を開いています（図）。妊娠期に不足しやすい鉄やカルシウムなどを、調理作業が簡単で家庭でも作りやすく、しっかり食べることができる調理法を栄養士が伝授しています。

母親学級では管理栄養士・栄養士が「妊娠中の栄養」を担当し、マタニティキッチンで、妊娠期必要な食材の選び方、料理への取り入れ方などを勉強していただきます。妊娠期の食事について学ぶことは、食に関する正しい知識を習得し、自身の食生活を考えるだけでなく、生まれてくる子どもや家族の食生活も考え、健康的な食習慣を実践するためのきっかけとしての役割を果たすことができると考えています。参加希望者は産科外来にお問い合わせください。

Q 入院中の子どもたちも料理を作ることができますか？

A 院内学級において、家族を交えた調理実習を行っています。調理実習室が新設され、車いすの人も実習が可能になりました（写真1、2）。

実習に際し、子どもたちの体調を考慮しながら計画しています。加熱していない食材を食べることができない子どもたちもいるため、治療状況を十分に考慮しながら、メニューを決めています。①調理前

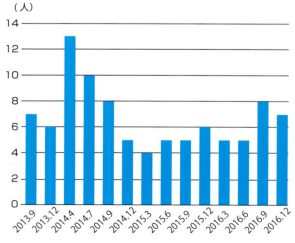

図　マタニティキッチンの参加者数（2013年9月～2016年12月）。これまで94人の参加がありました。夫婦での参加も受け付けています

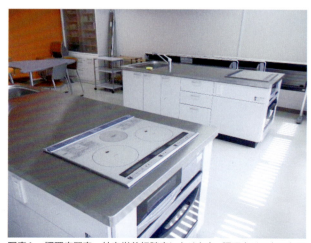

写真1　調理実習室。外来栄養相談室にあります。調理台は2台で必要な設備は完備しています

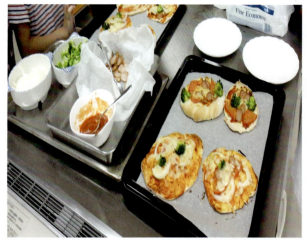
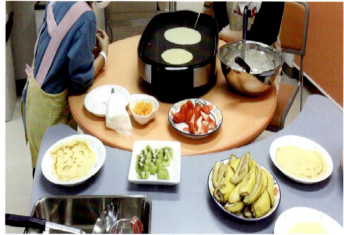
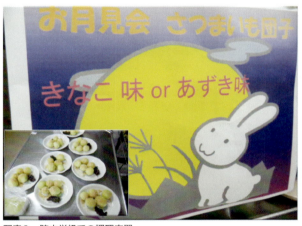
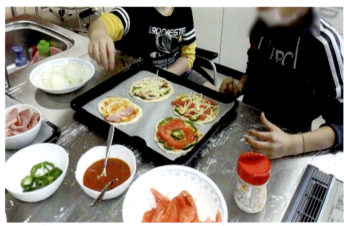

写真2　院内学級での調理実習

には手を洗うなど、基本的な衛生管理、②食材を知ること、③包丁などの調理器具の使用方法、④調理による食材の変化――なども考え調理実習を組み立て、楽しく学べる時間となるよう配慮しています。

調理実習後は「家族に作ってあげたい」「次の外泊で作りたい」「退院したら家でも作りたい」など、子どもたちが料理に興味を持ち、また、誰かを思う気持ちも生まれていることを感じています。日頃、食欲がなく思うように食べられない子どもたちも、調理実習中に栄養士から厨房の様子や調理員の話を聞き、「そんな大きな鍋で、あの煮物が作られているんだ」など、どんなふうに食事が提供されているのか、イメージできるようになることで、少しずつ食べることができるようになっていくこともあるようです。

社会環境の変化に伴い、食生活のあり方も変化してきましたが、食べるということは、私たちの体を作るだけでなく、料理をすることの楽しさ、誰かのために作ることや一緒に食事をする喜び、楽しさなど精神面にもかかわっています。今後も、調理実習を通して、入院中の子どもたちが、さまざまな食材を知り、調理方法を体験することで、苦手だった食材を食べられるようになる、食事を準備してくれる家族への感謝の気持ちを育むことができるなど身体的、精神的、そして社会的な成長につながるよう取り組みを行っています。

一言メモ

- 栄養相談室は外来診療棟の1階と2階にあります。
- 1階は入院の患者さんに使用し、2階は外来患者さんに使用しています。
- 調理実習室は、2階の外来栄養相談室にあります。
- 調理台は2台あり、10名程度の方々の実習が可能な広さがあります。
- 栄養食事指導では、乳児期の食事についても指導を行っています。
- ご家族の方々が日々抱えられている食事の悩みを解決できるよう一緒に考えます。

Q&Aでわかる最新治療

Q 「治験」のことを、もっと教えてもらえますか?

臨床研究センター
宇越 郁子（うごし いくこ）
治験コーディネーター

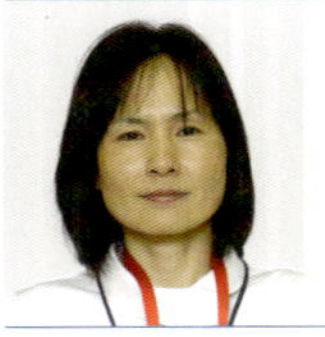

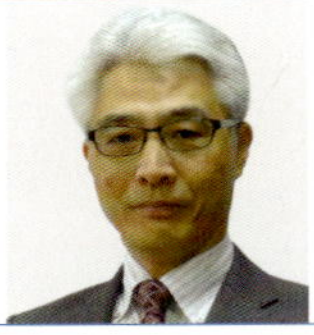

臨床研究センター
直良 浩司（なおら こうじ）
治験管理部門長

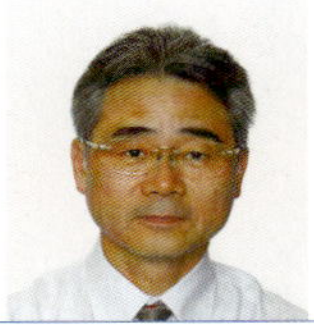

臨床研究センター
田島 義証（たじま よしつぐ）
センター長

Q 治験とは？

A 治験は新薬開発のための大切なプロセスです。世界中で病気の治療のため、より良い「薬」の発見、開発のための研究が行われています。自然にある植物などに含まれる成分や、研究所などで化学的に創り出された物質が、ある病気の治療に有効で安全に使えることが証明され、国（厚生労働省）の承認が得られると「薬」となります。新しい薬の開発は、国の承認を得るまでに「図1」に示したような多くの段階を経て行われます。

治験は、新薬の開発段階のうち、大きく分けて3番目の段階で、新しい薬の候補が実際に人の病気に効果があり、安全に使えることを確かめることを目的としています。治験はさらに3つの段階（相（そう））に分かれます。

第Ⅰ相…健康な人を対象に、主に安全性を確かめる段階です。
第Ⅱ相…比較的少数の患者さんを対象に、効果と安全性を確かめ、適切な使用量を確認する段階です。
第Ⅲ相…多数の患者さんを対象に、プラセボ*や既に使用されている薬と比較して、効果と安全性を確かめる段階です。

当院では、主に第Ⅱ相と第Ⅲ相の治験を行っています。このように治験は新薬の開発過程で行われる研究的な診療ですが、患者さんにとっては、これまでの治療薬では効果が不十分な場合に新しい治療法

基礎研究
新薬の候補となる物質を発見したり、化学的に創り出す段階

非臨床試験
動物で研究する段階

臨床試験
人で有効性と安全性を研究する段階

厚生労働省による審査

製造承認
一般診療での使用が許可され、販売される段階

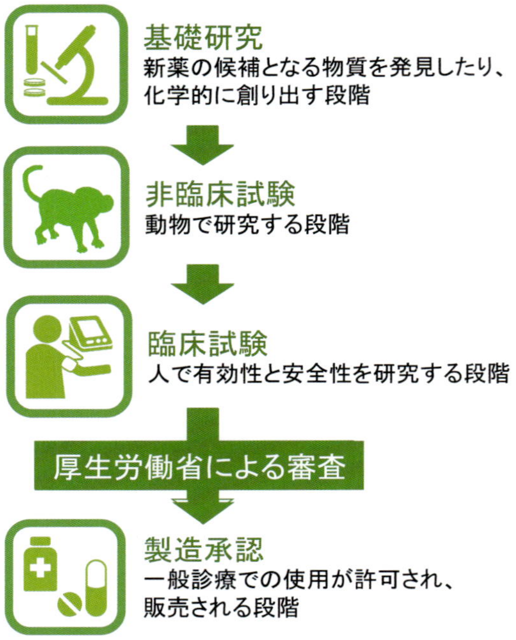

図1　新薬開発の段階と治験

を試すことができる治療的な側面もあります。また、治験への参加は同じ病気を持つ多くの患者さんの治療に役立つ薬を誕生させるという社会貢献にもなるといえるでしょう。当院は、治験に参加された患者さんに感謝状を贈呈しています（写真1）。

*プラセボ：治験の薬と見分けがつかないように作られていて、薬の成分が入っていないものです。治験薬の効き目や副作用を正しく確認するために必要で、とても重要なものです。

Q どうしたら治験に参加できるのでしょうか？

A 治験は、新薬を開発している製薬会社から委託を受けた病院で、通常の診療と並行して実施されます。

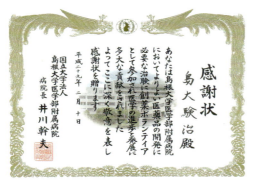
写真1　治験に参加された患者さんへの感謝状

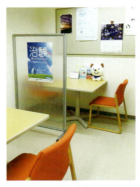
写真2　治験相談室

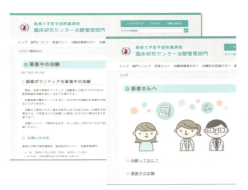
図2　治験管理部門ホームページの患者さん向けページ

　治験を担当する医師は、治験薬を使うことが、その病気の治療に効果があると期待される患者さんに、治験の方法やスケジュール、期待される効果や副作用、患者さんに守っていただくことなどを詳しく説明した上で、参加を希望するかどうかの確認を行います。

　患者さんには、ご家族や身近な方々と十分に相談された上で、自由な意思に基づいて参加するかどうかを決めていただきます。参加に同意されると、治験薬による治療が始まります。治験が始まった後、中止することもできます。また、どのような病気に対して治験が行われているのか、患者さんからの相談も可能です。

　治験参加中は、あらかじめ決められたスケジュールに沿って受診していただき、診察や検査を行います。治験に参加中の患者さんが、スムーズに診察を受けられるように治験専用の診察室を設置しています。治験参加期間を通して患者さんのサポートを行い、相談窓口となる専従の治験コーディネーターを配置しており、患者さんの安全やプライバシーに配慮した治験を実施できる体制を整えています（写真2）。

Q 島根大学医学部附属病院では、どんな治験を行っているの？

A 当院では、毎年、さまざまな診療科で多くの治験を実施しています。最近、治験を実施して厚生労働省の承認が得られ、既に一般診療で使用している薬には、糖尿病、乾癬、乳がん、白血病、統合失調症、逆流性食道炎、骨粗しょう症、関節リウマチなどの治療薬があります。このように、数多くの新薬が当院で治験に参加された患者さんの協力によって生まれています。

　また、近隣の病院と連携して治験を実施する体制「しまね治験ネット」を構築しました。これによって、地域の方々に治験という新たな治療選択肢や治療機会をより多く提供できると考えています。

　当院で実施している治験の情報は、病院治験管理部門のホームページ（図2）や院内待合室の液晶ディスプレイ、掲示板で紹介しています。他の病院・クリニックで治療中の方も含めて、新しい治療法を探している方、治験の相談窓口を探している方、治験についてもっと知りたい方は、ぜひご覧ください。

■病院治験管理部門ホームページ
http://www.shimane-u-tiken.jp/kanja/

一言メモ

治験に参加するときの注意点

- 治験についての説明内容をよく理解し、自分の考えで参加を決める。
- 治験薬を服用するとき、服用方法、服用期間、回数などの指示を守る。
- 他の人が間違って使わないように、治験薬を正しく保管する。
- 決められたスケジュールどおりに受診し検査を受ける。
- 他の病院を受診したり、薬局の薬を使うときは、前もって治験担当医と相談する。
- 体調に変化がある場合、すぐに連絡し相談する。

Q&Aでわかる最新治療

Q 薬を安全に使用するための工夫とは？

薬剤部 玉木 宏樹 副部長　　薬剤部 直良 浩司 部長

Q お薬手帳を活用していますか？

A 皆さんは「お薬手帳」を持っていますか。お薬手帳は、現在使用している薬や過去に使用していた薬の名前や服用量、過去に発現したアレルギーや副作用などを継続的に管理するための手帳です。お薬手帳を持っていれば、自分が普段どのような薬を使用しているのかを正確に伝えることができ、医師や薬剤師はその情報を基に飲み合わせなどを確認し、最適な薬を提供することができます。また、災害時における救命救急処置や避難先での薬の提供においても、お薬手帳は重要な役割を果たします。

現在、薬剤部では退院後の地域医療機関・薬局との医療連携の一環として、入院中に使用していた薬や発現した副作用などの情報をシールに記載し、退院時にお薬手帳に貼付する取り組みを行っています。また、外来で薬をお渡しする際にも薬の内容について記載したシールを貼付しています。

お薬手帳は、当院や薬局で入手できます（図1）。「受診する医療機関や薬局ごとに手帳を作っている」、「持って行くのを忘れてしまい、家に何冊もたまっている」、こんな話を聞くことがありますが、それではあまり意味がありません。手帳が何冊もあるという方は1冊にまとめ、使用しているすべての薬を1冊で管理するようにしましょう。

このように、薬剤師は患者さんの情報を確認しながら服用量や飲み合わせ、他院からの同じ薬の重複、

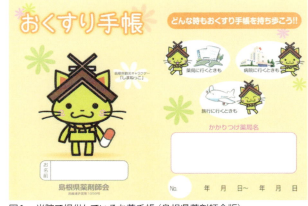

図1　当院で提供しているお薬手帳（島根県薬剤師会版）

副作用などを総合的に確認して説明やアドバイスを行っています。最適な治療を受けるためにも、医療機関を受診する際や薬局では、お薬手帳や治療や薬の説明書などの情報を積極的に提示しましょう。

Q なぜ、薬局で臨床検査値を見せるのですか？

A 臨床検査値の情報を薬局でどのように活用しているのか。疑問に思ったことはありませんか？

実は、血液検査の結果（肝臓、腎臓の機能などの状態）によって薬の中止や減量が必要になる場合があります。これまで、検査値は薬局の薬剤師にとって不足していた情報でした。検査値情報があることで、薬局では肝機能や腎機能などを把握でき、薬の量の確認や副作用の予防・早期発見につなげることができます。また、高齢化が進み、多くの在宅療養の患者さんを支えていく上で、検査値情報を有効に

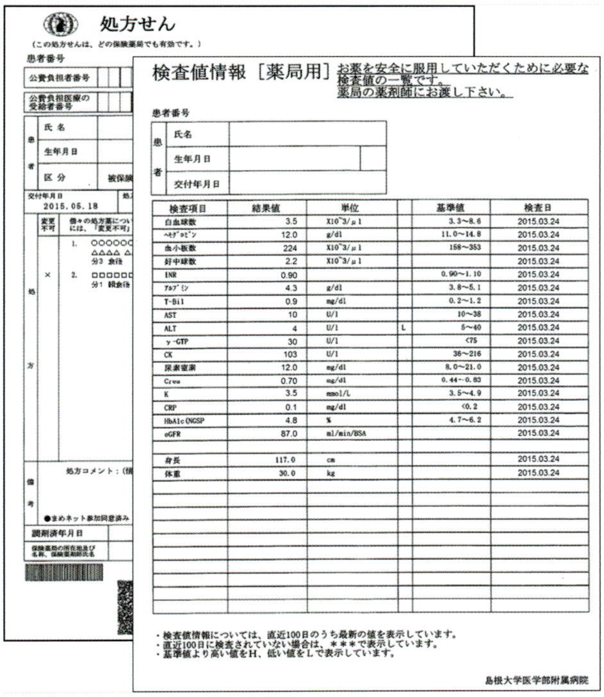

処方せん

（この処方せんは、どの保険薬局でも有効です。）

検査値情報［薬局用］お薬を安全に服用していただくために必要な検査値の一覧です。薬局の薬剤師にお渡し下さい。

患者番号

患者	氏名	
	生年月日	
	交付年月日	

検査項目	結果値	単位		基準値	検査日
白血球数	3.5	X10^3/μl		3.3～8.6	2015.03.24
ﾍﾓｸﾞﾛﾋﾞﾝ	12.0	g/dl		11.0～14.8	2015.03.24
血小板数	224	X10^3/μl		158～353	2015.03.24
好中球数	2.2	X10^3/μl			2015.03.24
INR	0.90			0.90～1.10	2015.03.24
ｱﾙﾌﾞﾐﾝ	4.3	g/dl		3.8～5.1	2015.03.24
T-Bil	0.9	mg/dl		0.2～1.2	2015.03.24
AST	10	U/l		10～38	2015.03.24
ALT	4	U/l	L	5～40	2015.03.24
γ-GTP	30	U/l		<75	2015.03.24
CK	103	U/l		36～216	2015.03.24
尿素窒素	12.0	mg/dl		8.0～21.0	2015.03.24
Crea	0.70	mg/dl		0.44～0.83	2015.03.24
K	3.5	mmol/L		3.5～4.9	2015.03.24
CRP	0.1	mg/dl		<0.2	2015.03.24
HbA1c(NGSP	4.8	%		4.7～6.2	2015.03.24
eGFR	87.0	ml/min/BSA			2015.03.24
身長	117.0	cm			2015.03.24
体重	30.0	kg			2015.03.24

・検査値情報については、直近100日のうち最新の値を表示しています。
・直近100日に検査されていない場合は、＊＊＊で表示しています。
・基準値より高い値をH、低い値をLで表示しています。

島根大学医学部附属病院

図2　当院で処方箋とともに提供している臨床検査値情報

活用することが薬剤師に求められています。

このような背景から、近年、検査値を処方箋に明示する医療機関が増えています。当院も、特に確認が必要な17項目の検査値を処方箋とともに表示し、薬局での処方内容や副作用の確認に活用できるようにしています（図2）。また、検査値情報をより有効に活用するための薬剤師を対象としたセミナーを開催し、地域における医療の質の向上に努めています。

当院に限らず、検査値情報を医師から提供されることがあるかと思います。最適で安全な薬物治療が行えるよう、検査値情報をお薬手帳とともに薬局などで提示することをお勧めします。

Q 外来診療における薬剤師のかかわりは？

A 病院薬剤師がどのような業務を行っているかご存知ですか。外来や入院患者さんの調剤や病棟での薬の説明などが思いつくでしょうか。

現在、薬剤部では調剤、製剤などの業務や病棟での業務とともに、外来診療における業務を拡充しています。例えば、周術期薬剤師外来では、手術を予定している患者さんが使用している薬を事前に確認し、手術前に中止が必要な薬の情報などを医師へ提供したり、どの薬がいつから中止になるのかなどを患者さんに説明しています。

また、外来化学療法を受けている患者さんへの治療スケジュールや主な副作用とその対処法などの説明、副作用の症状を予防・改善するための薬の提案、そのほかにも糖尿病、炎症性腸疾患、間質性肺炎（かんしつせいはいえん）の薬物治療における薬剤師外来など、診療科と連携した業務を展開しています。このような専門性の高い多くの診療領域からのニーズに応えるため、薬剤部には幅広い分野で認定資格を有する薬剤師が在籍しており、チーム医療の一員として業務にあたっています。

外来診療に薬剤師がかかわることで、外来から入院、そして退院後の外来診療へと切れ目のない医療を提供することができ、最適で安全な薬物治療の実施につなげています。薬について、分からない、聞きたい、不安なことがありましたら、遠慮なく薬剤師に相談してください。

一言メモ

- 医療機関を受診する際や薬局では、お薬手帳や治療や薬の説明書などの情報を積極的に提示しましょう。入院時にも、お薬手帳を持参して提示しましょう。
- 最適で安全な薬物治療を継続するためにも、検査値情報をお薬手帳とともに薬局などで提示することをお勧めします。
- 薬のことで、分からない、聞きたい、不安なことがありましたら、遠慮なく薬剤師に相談してください。

Q&Aでわかる最新治療

Q 看護の専門性を発揮する ——看護部の役割と今後の方向性とは?

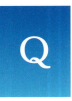

看護部 神田 眞理子 看護部長

Q 超高齢社会に向けた2025年問題の取り組みは?

A 現在、2025年に向けて、地域の人々の「安全で安心な暮らし」と「医療を支えるため」の取り組みを行っています。地域の人々が可能な限り住み慣れた地域で、人生の最期まで自分らしい暮らしを続けられることの実現に向かって、看護部は「地域で信頼される質の高い看護の提供」をあるべき姿として、院内外の専門職や住民の方と連携を図りながら日々、私たちが目指す看護を行っています。

医師、ソーシャルワーカー、事務職、看護職からなる地域医療連携センターでは、患者さんやご家族が納得し、在宅療養できる環境を提供するために、退院調整看護師を配置しています。外来・病棟から地域へつなぐ役割を発揮し、地域の支援者と継続した医療・看護の充実を図っています。特に「医療上の問題」「生活・ケア上の問題」と支援内容が明確になるようにして、「その人に適した支援」の提供ができるように努力をしています。

専門的な知識を持つ認定看護師を配置している看護専門外来では、在宅での療養が切れ間なくできるように専門性の高い療養支援を行っています。糖尿病看護・フットケア・自己注射支援・ストマケア・リンパ浮腫ケア・がん看護外来に加えて、2017年1月から、自己導尿支援外来の充実、造血細胞移植後外来を新設しました。今後も患者さんのニーズに応じて、その活動を拡大していきたいと思います。

Q 仕事と生活の調和は、とられていますか?

A 私たちは看護職として、職員一人ひとりがやりがいや充実感を持ち、仕事での責任を果たすことができるような働き方ができ、そして働き続けられる「仕事と生活の調和（ワークライフバランス)」の取り組みを行っています。家庭や地域生活、子育て、介護など人生の各段階に応じて多様な働き方が選択・実現できるよう、各職員の年代、生活、キャリア形成に合わせてやりがいがあり、看護の専門性が発揮できる職場作りを目指しています。

看護部は、20歳代、30歳代が8割を占め、職員が約720人所属する院内最大の部門です。施設拡充に伴って大幅な看護職員の増員があり、2010年度に約450人だった看護職員が6年間で約270人増えました。そのため「質の高い看護の提供、患者サービスの向上」「共に学び合い看護職として成長する」「労働条件の改善」「他者への気遣いができる職場風土の醸成」を目的に、2015年度からPNS®（パートナーシップ・ナーシング・システム）という看護提供方式を導入しました(図1)。これは日々のペアとなった看護師が、双方の受け持ち患者さんに関するすべての事柄を確認し、情報交換を行いながら二人三脚で看護を進めるものです。安全安心な看護の提供や人材育成など、さまざまな成果を期待しての取り組みです。

年々、産前産後休暇・育児休業取得者も増え、職

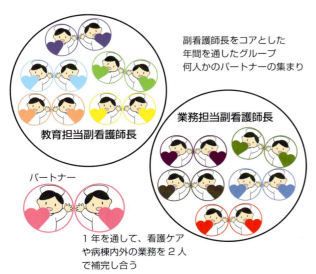

図1　PNSの体制

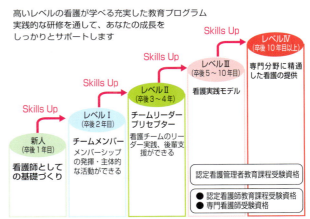

図2　キャリア開発プログラム

場復帰後も育児支援制度を利用し、短時間勤務の職員も増えています。このPNS®を取り入れたことで、お互いを「尊重」「信頼」「慮る」マインドの形成もできつつあり、補完し合いながらより良い看護の提供と超過勤務の削減などワークライフバランス実現のために努力しています。

Q 看護職の育成やキャリア支援体制は、とられていますか？

A 看護部の教育方針は、「人に優しく、安全で思いやりのある質の高い看護を提供できる看護専門職を育成する」ことです。地域の中核病院としての役割を果たすことができ、2025年に向けて看護職の医療を提供する機能と、「生活の質」を高める機能を強化するための質の高い看護人材を育成する教育・研修・資格・認証制度に向けての取り組みを行っています。

看護職も病院だけではなく、地域のさまざまな場で役割を発揮することが強く求められるようになり、変革のときを迎えた今、大学病院の看護職として目指すべき方向性を看護職員全員で共有するように努めています。

看護教育支援室に看護師長と3人の副看護師長を配属し、教育担当副看護部長と連携を図り、大学病院として果たす役割を自覚し、医療情勢の変化に対応できる看護職育成を行っています。クリニカルラダー別研修・役割別研修・各職場教育などの院内研修と、院外研修では看護協会主催の研修やその他専門分野の教育研修会など多岐にわたり、病院のニーズと各職員のキャリア形成に応じた対応を行っています（図2）。

急性期医療・高度先進医療・周産期医療・がん医療の充実を図るとともに、看護職員一人ひとりが自立し、社会人・職業人としての活躍を今後も目指していきます。

一言メモ

- 専門的な知識を持つ専門看護師・認定看護師が、褥瘡（床づれ）や緩和ケア、血糖コントロールなどの相談に応じますので、外来・病棟の看護師にお声をおかけください。
- 退院支援職員、地域連携と情報の共有・連携を行い、病院と在宅の切れ間ない退院支援を行っています。
- ご心配なことや不安なこと、分からないことなどがありましたら、いつでも遠慮なく看護師にご相談ください。

> **島根大学医学部附属病院**
>
> 〒693-8501　島根県出雲市塩冶町89-1
> TEL 0853-23-2111（代表）
> http://www.med.shimane-u.ac.jp/hospital/

■装幀／久原大樹（スタジオアルタ）
■本文DTP／岡本祥敬（アルバデザイン）
■図版／岡本善弘（アルフォンス）
■カバーイラスト／河合美波
■本文イラスト／久保咲央里（デザインオフィス仔ざる貯金）
■編集協力／山田清美　伊波達也　沖田さやか
■編集／西元俊典　橋口環　二井あゆみ　岩口由　藤井由美

あなたの健康のために──島根大学医学部附属病院の最新治療

2017年7月30日　初版第1刷発行

編　著／島根大学医学部附属病院
発行者／出塚 太郎
発行所／株式会社 バリューメディカル
　　　　東京都港区芝4-3-5 ファースト岡田ビル5階
　　　　〒108-0014
　　　　TEL　03-5441-7450
　　　　FAX　03-5441-7717
発売元／有限会社 南々社
　　　　広島市東区山根町27-2　〒732-0048
　　　　TEL　082-261-8243

印刷製本所／大日本印刷株式会社
＊定価はカバーに表示してあります。

落丁・乱丁本は送料小社負担でお取り替えいたします。
バリューメディカル宛にお送りください。
本書の無断複写・複製・転載を禁じます。

©Shimane University Hospital,2017,Printed in Japan
ISBN978-4-86489-066-3